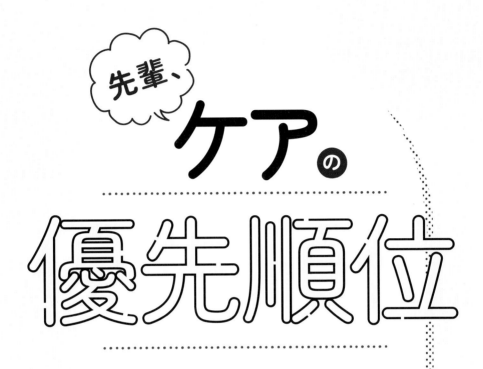

先輩、ケアの優先順位ってどう考えますか?

編著 昭和大学附属病院看護部

照林社

「優先順位の判断」に困っているみなさんへ

　臨床現場は判断の連続です。予定外のできごとや割り込み業務が次から次へと発生し、そのたびに判断を迫られます。これは看護業務の特徴でもあります。本書を手に取ってくださったみなさんは、このような状況をなんとかしたいと思っていらっしゃるのだと思います。

　本書は、日常業務で多く発生する「優先順位の判断」に焦点を当てて執筆しました。昭和大学附属6病院188人の若手看護師と先輩看護師へのアンケートで得たリアルな声を、場面とその解説に反映しています。後輩が困った場面を取りあげて、結果の答え合わせではなく、判断の根拠に注目しながら、先輩とともに振り返ることができます。

　紙面をとおして頼りがいのある先輩の心のなかをのぞき、優先順位で大切にしている考え方を学びましょう。場面の解説では、優先順位に関連する時間管理、医療安全、看護倫理、報告・連絡・相談、アサーティブコミュニケーションなどの重要キーワードにも触れています。後輩のみなさんが抱えている日ごろの悩みを打破するヒントが見つかると思います。

　「おわりに」では、先輩からのアドバイスだけではなく、後輩からの願いも掲載しています。「先輩にこうしてもらえたら、うまくいきそう」といった率直な意見を知ることで、先輩と後輩との相互理解につながると思います。ぜひ本書をフル活用して、臨床場面で優先順位の判断に役立ててほしいと願っています。

2023年4月

編著者を代表して
大﨑千恵子

先輩・後輩双方の視点を活かして、
さまざまな場面に応用できる内容を、
みんなで意見を出し合いながら考えました。

Contents

❸ ≫ 多重業務の優先順位

おわりに 先輩にお願いです。

装丁・本文デザイン：八木麻祐子（Isshiki）／イラストレーション：いしやま暁子／DTP制作：すずきひろし

本書の特徴と使い方

本書は、経験の少ない看護師のみなさんが業務で困る場面について、先輩と一緒に振り返りながら学ぶ書籍です。あなたの「迷った」「困った」「どうしよう……」に合わせて、関連するページを開いてください。

1. 基本的なことを確認したい場合は

「 **はじめに** 先輩、いつもどう考えていますか?」へ

時間切迫、多重業務、タイムスケジュール、情報共有の考え方など、さまざまな場面で共通するポイントを解説しています。

先輩の工夫 ≫ 先輩が実践している工夫も紹介しています。

2. 困った場面の振り返りをしたい場合は

「 **場面別** こんなとき、どう考えたらいいですか?」へ ……

①スケジュールの再調整、②他のスタッフへの協力依頼、③多重業務の優先順位で困る場面を取りあげ、具体的な振り返りや、先輩のフィードバックをふまえて解説しています。

3. それでも解決しない場合は

「 **おわりに** 先輩にお願いです。」へ

現場で「どうしてもうまくいかない……」本音の悩みについて解説しています。後輩の本音が知りたい、先輩へのアドバイスもふまえて解説しています。

先輩のみなさんへ ≫ 先輩にも役立つメッセージを掲載。これから先輩になるみなさんにも!

自分が困った場面も、このようなポイントを押さえて振り返ってみてください。先輩と一緒に振り返って、フィードバックをもらうのもよいですね！

▶ 場面別 の構成

場面別 こんなとき、どう考えたらいいですか？
①スケジュールの再調整

場面6 検査出床時に、他の患者さんの
オンコール手術が重なりました。

key word・検査出床／手術出床／オンコール／多重業務

看護師2年目
あきさん

今日は3人の患者さんを担当します。
情報収集を行い、スケジュールを組み立ててメモしました。

◎担当する患者さんとスケジュール

	疾患	安静度	予定	メモ
Aさん	大腸がん 緑い	自立	14時に大腸内視鏡検査	午前中：検査の書類準備 13時：検査着への更衣
Bさん	気管炎	車椅子	場面6 午後オンコールで手術	午前中：手術の書類準備 10時：医師の指示どおり点滴開始 午後：手術着への更衣
Cさん	めまい	車椅子	特になし	午前中：清拭希望

ここに困った
Aさんの検査と、Bさんの手術の時間が重なり、どちらを優先させればよいのか、判断に困りました。

◇先輩より◇ 看護はチームで行っています。事前に対策をチームで共有しておくことが重要となります。また、判断に迷った際は、リーダーや先輩に相談しましょう。

32

場面6 あきさんは13時に昼休憩から戻ったあと、Aさんに声をかけ、検査着に着替えてもらいました。13時30分までに検査同意書などの最終確認を済ませ、「14時から検査なので、13時50分には伺います」と伝えました。
13時45分、あきさんはリーダーから、「Bさんが手術に呼ばれたので、すぐに手術室に連れて行ってください」と言われました。そこで、Bさんに急いで手術着に着替えてもらい、書類などの最終確認をしてから、手術室に入室してもら

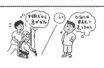

2年目の看護師が、困った場面について振り返ります。

あきさんの振り返り

▶どう考えて行動した？
リーダーから、すぐにBさんを手術に連れて行くよう言われたとき、Aさんの大腸内視鏡検査と重なると思っていなかったので、一瞬パニックになりました。
手術なので、急がなければと思い、検査は少しくらい遅れても大丈夫だろう、しかないと思いました。Aさんの検査室入室の準備は済んでいたので、手術室から戻ってすぐに、Aさんの大腸内視鏡検査に行くことにしました。
そのときは、リーダーを含め先輩たちは忙しそうにしており、自分も急いでいたため、Aさんの検査室入室が遅れることについては、報告できませんでした。

▶どうすればよかった？
Aさんを検査室に送ってからスタッフステーションに戻ると、リーダーから「Aさんの検査室への入室が遅れたことについて報告してください。Aさんの入室が遅れたことで、そのあとの患者さんの検査がすべて遅れてしまうことを理解していますか」と言われました。
そのとき、「Bさんの手術に呼ばれたときに、リーダーに相談すればよかった」と思いました。

33

患者さん視点での振り返りも重要！

場面別 こんなとき、どう考えたらいいですか？
①スケジュールの再調整

患者Aさんの状態・思い

状態
＊検査のために、食事を摂らず待機していたため、気分不快などの身体的な負担がかかる可能性がある。
＊病変から出血があった場合は、止血が遅れることによって、血圧低下や全身状態の悪化を招く恐れがある。

思い
約束の時間に看護師さんが来てくれなくて、状況もわからず、とても不安になった。ナースコールを押そうかとも思ったけれど、待っている間は、自分の病状が悪化するのではないかと不安になったし、説明もなく待たされ、看護師さんに対して、怒りというか不信感を覚えた。

Aさん

◇ 先輩からのフィードバック

担当看護師として、患者さんの対応をしようと考えたのはよいと思います。また、情報収集をした際に、手術や検査があること、その時間を把握し入室準備を整えていたこともよかったです。
そのときに、Aさんの検査とBさんの手術が重なると予測し、その場合の対応をリーダーに相談しておくとよかったでしょう。
重なった場合の対応については、Aさんのほうが申し送りが比較的簡便で状態を把握しやすいため、Aさんの大腸内視鏡検査を他の看護師に依頼し、Bさんは自分で担当するなど、事前に分担を決めておきましょう。他の看護師に依頼することを決めたら、その看護師にあらかじめ声をかけて準備をしておく必要があります。

他の看護師に検査入室を依頼する場合は、患者さんの情報として、疾患名や検査目的、本日のバイタルサイン、内服薬、その他注意事項などに加えて、検査の準備がどこまでできているのか、依頼する準備があるのかについても伝えるようにしましょう。

34

もう一歩先に進めるアドバイスも掲載！

Step Up
情報収集の時点で、検査や手術などが重なる可能性があった場合は、どのように対応するかをあらかじめリーダーに相談しておきましょう。患者さんに説明をしないまま待たせてしまうことは、状態悪化の危険性があるだけでなく、精神的苦痛、医療者への不信感につながる恐れがあります。

特に、オンコールの検査や手術の場合、いつ連絡があってもよいように、余裕をもって確認と準備をしておきましょう。他の患者さんの対応と重なった場合だけでなく、自分が昼休憩中に呼ばれた場合や、夜勤帯に入ってから呼ばれた場合なども想定しておく必要があります。

＼ Message ／
患者さんの安全は、情報共有から

2つのことが同時に重なった場合、患者さんの安全を第一に考える必要があります。誰が何をすることが、患者さんにとって一番安全かを考えましょう。自分の思い込みで行動するのではなく、リーダーや先輩に確認することが重要です。
経験が浅い看護師であれば、判断に迷うことも判断を誤ることも当然あります。それは、場合によっては、患者さんの安全を脅かすことに直結します。
それを回避するために重要なことは、先輩との情報共有です。担当の患者さんだからといって、自分1人で何とかしようと思わずに、事前に情報共有を行うことで、患者さんにとって、より安全な医療を提供することを忘れないようにしましょう。

(池ヶ谷佐織)

先輩のフィードバックとメッセージで、次はもう迷わない！

35

V

編著者一覧

編著

昭和大学附属病院看護部

編集代表

大崎千恵子 昭和大学統括看護部 看護次長 ／ 昭和大学保健医療学部看護学科 教授
認定看護管理者

編集・執筆

福地本晴美 昭和大学統括看護部 ／ 昭和大学保健医療学部看護学科 教授
認定看護管理者

波木井恵子 昭和大学病院看護部 看護次長 ／ 感染管理認定看護師、認定看護管理者

小松崎記妃子 昭和大学横浜市北部病院 看護係長 ／ 昭和大学保健医療学部看護学科 講師

松木恵里 昭和大学統括看護部 看護次長 ／ 昭和大学保健医療学部看護学科 准教授
集中ケア認定看護師、認定看護管理者

執筆（執筆順）

田中 伸 昭和大学藤が丘病院 看護師長 ／ 昭和大学保健医療学部看護学科 講師

小松崎 渚 昭和大学病院 看護係長 ／ 集中ケア認定看護師

荒井亮介 昭和大学病院 看護係長

三田村裕子 昭和大学江東豊洲病院 看護係長 ／ 昭和大学保健医療学部看護学科 講師

池ヶ谷佐織 昭和大学江東豊洲病院 看護次長

二瓶友美 昭和大学病院 看護係長

黒木優紀 昭和大学病院 看護係長

白戸信行 昭和大学横浜市北部病院 看護師長 ／ 昭和大学保健医療学部看護学科 講師

武田紗也果 昭和大学藤が丘病院 看護師

髙木睦子 昭和大学藤が丘病院 看護師長 ／ 昭和大学保健医療学部看護学科 講師

村田千夏 昭和大学横浜市北部病院 看護師 ／ 昭和大学保健医療学部看護学科 講師

黒瀬聡子 昭和大学横浜市北部病院 看護係長 ／ 摂食嚥下障害看護認定看護師

（2023年4月現在）

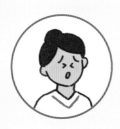

先輩、いつも
どう考えていますか?

忙しい医療現場では、日々多重業務が発生して時間に追われ、
特に、経験の少ない看護師のみなさんは悩むことが多いと思います。
まずは、さまざまな場面で共通するポイントを、
先輩に聞いてみましょう。

1 先輩が困る場面はどんなときか、教えてください。

key word ▶ 時間切迫 ／ 多重業務

2 心のゆとりを生むワザを教えてください。

key word ▶ タイムスケジュール ／ スキマ時間

3 効率のよいラウンドのしかたを教えてください。

key word ▶ タイムスケジュール ／ 効率

4 報連相の優先順位を教えてください。

key word ▶ 緊急度・重症度 ／ 情報共有

1

先輩が困る場面はどんなときか、教えてください。

key word ▶ 時間切迫／多重業務

先輩

> 先輩と呼ばれる私たちにも、困る場面があります。
> 時間切迫や多重業務など、自分1人では対応しきれないときや、
> 問題解決ができないときです。

先輩も後輩も困るのは、時間切迫・多重業務

まず、先輩が困る場面の例を見てみましょう。

●先輩が困る場面の例

> 例 急な検査が入ってしまい、時間が切迫してしまった
>
> 患者さんの具合が突然悪くなり、多くの検査に呼ばれて多重業務になってしまった
>
> 立て続けに緊急入院が入り、オリエンテーションや書類作成などで多重業務になってしまった

予定していなかったできごとが発生したことで、困っている状況であるとわかります。

一方、3年目くらいまでの後輩のみなさんからよく聞く場面の例を見てみましょう。

●後輩のみなさんが困る場面の例

> 例 1日の業務スケジュールどおりに進めていたが、検査が追加されたことでスケジュールが崩れてしまい、立て直せなくなった
>
> 血管外漏出による末梢静脈ルートの再挿入がなかなかできず、他のケアや記録が遅れてしまった

先輩の例と共通しているのは、時間切迫・多重業務ということがわかります。

一方、先輩との違いとして、後輩のみなさんは、**1人で何とかできると思って一生懸命取り組んでいたけれど、最終的にどうすることもできなくなってしまった**という状況が多いようです。

▌困る場面こそ「報告・連絡・相談（報連相）」が大切

　このような「困る場面」で先輩たちが実践している対処方法は、すぐ他のスタッフに報告・連絡・相談（報連相）することです。自分の状態・状況を知ってもらうことで、周囲からサポートを受けやすくなり、サポートをしてもらうことで、効率よく安全に業務を進めることができます。

　一般的には仕事を進めていくうえで、報連相は情報共有の重要な要素です。落ち着いているときは問題なくできますが、忙しいときやスケジュールどおりに進まないときほど、できなくなってしまいます。

　仕事は他のスタッフと協力して進めていきましょう。自分や他のスタッフがスムーズに業務を進められなくなると、患者さんにも影響を及ぼします。普段から、**起こったことを「報告」「連絡」する、これから想定されることを「相談」することを習慣化**しましょう。

　業務開始時には、1日のスケジュールや予定しているケアや処置を、あらかじめ他のスタッフに報連相しておくこともポイントです。苦手なことや不安なことがある場合や、未経験の処置があるときは、なおさら必要です。苦手・不安なポイントはどこか、どの程度の時間を想定しているのかなど、事前に整理しておくとよいでしょう。

> `先輩の工夫`
> 忙しいときほど状況を小まめに報連相することを心がけています。サポートを求める可能性をまわりの人にも知ってもらうことができ、サポートの体制を整えてもらえることにつながります。

先輩のみなさんへ

- まずは先輩から、スケジュールどおりに進んでいるか声をかけて確認してください。後輩のみなさんは、あらゆる場面で困難感をもっています。思いも寄らないところでつまずいているかもしれません。

- すでに終えている業務であっても、見落としや不足な部分があるかもしれません。1つずつ聞くことにより後輩は自分の改善点がわかり、成長につながります。

- 後輩のみなさんのなかには、その後のスケジュールの見通しが十分ではない人もいるかもしれません。1日のうち区切りがいいところで、次に予定しているスケジュールも確認してください。

- 定時的な報告もするように指導しておくと、支援がしやすくなります。アドバイスするときには、先輩の経験なども話すと、後輩もイメージがしやすいでしょう。

（田中　伸）

2

心のゆとりを生むワザを教えてください。

key word ▶ タイムスケジュール ／ スキマ時間

先輩

> 情報収集をしているときに、「今日は検査や処置、転棟と盛りだくさん！　全部できるかな……」と不安に思うことはありませんか。そんなときに思い出してほしい、先輩が実践している、心のゆとりを生むワザを紹介します。

タイムスケジュールには、「ちょっとした行動」も書き込んで可視化する

タイムスケジュールを作成する際には、患者さんごとの予定を1枚の用紙に書き込み、全体の動きが見渡せるようにしましょう。

実施すべき業務内容を書き出していき、以下のどちらに当てはまるか、確認します。

☐ 時間が決められている（自分で時間が決められない）業務◀ ⋯⋯⋯
☐ 自分で時間が決められる業務◀ ⋯⋯⋯⋯⋯⋯⋯⋯⋯⋯⋯⋯⋯⋯

色分けすると
見やすい

このとき、物品の準備などの「ちょっとしたこと」もスケジュールに書き込んでおくと、次にすべきことを毎回考える必要がなくなり、いま行っていることに集中できます。

また、スケジュール上に、**空白の時間＝スキマ時間**が見えてきます。

スキマ時間に何をするか、事前に決めておく

スキマ時間を捻出することができても、そのときになってから「何をしようか」と考えはじめてしまうと、考えることに時間を使ってしまいます。

そこで、スキマ時間の長さに応じて何をするかあらかじめ決めておくと、時間を有効に活用できます。

> 例 スキマ時間5分　→　経過記録表（フローシート）に記録する
> スキマ時間15分　→　看護計画の内容を確認する
> スキマ時間20分以上　→　他のスタッフの応援に行く

●タイムスケジュールの例

「ちょっとしたこと」も記載
①輸液投与後の生食ロック
②食事配膳と同時にガーグルベースンの設置
（口腔ケア物品の設置）

患者	17時	18時	19時	20時	21時	22時
A	VS		内服※			
B	VS				BS	ソルデム3A スルバシリン →ロック
C	VS	セッティング ベースン				ソルデム3A
D	VS	食事介助 口腔ケア	内服			
E	VS		内服			
F	VS	セッティング ベースン セファゾリン →ロック	内服		DVT評価 BS 内服	
G	VS	ベースン	内服	内服 (食間)	内服	
H	VS		内服		BS	

＊VS：vital sign、バイタルサイン測定
＊BS：blood sugar、血糖測定
＊DVT：deep vein thrombosis、深部静脈血栓症
※内服は患者さんの状況や状態を考慮して行います。

スキマ時間が明確になる

「訪室を最小限に」と意識して行動する

　訪室する順番は、重症度や日常生活自立度を考慮して決めていきます。このとき、決められた時間で実施する処置がある場合は、訪室する前に「他にこの部屋でできることはないか？」を考えましょう。

> 例 Aさんの輸液投与のために訪室
> → 同時に、同室のBさん、Cさん、Dさんのバイタルサイン測定や清潔ケアを行う

　そのうえで、考えた業務内容に合わせた準備をしてから訪室します。

　退室する前には、それぞれの患者さんに「他にお手伝いが必要なことはありませんか」とこちらから声をかけます。排泄パターンを確認しておくと、予測的に「お手洗いは大丈夫ですか」と声をかけることができ、ナースコールを減らすことにつながります。

　夜勤時は、自立度の高い患者さんが多い部屋は食後に訪室すると、食事量把握、内服確認、バイタルサイン測定をまとめて行うことができます。

先輩の工夫

始業時に患者さんにあいさつするとき、「いつごろ訪室するか」を事前に伝えておくと、患者さんに安心してもらえます。

事前に看護師が少なくなる時間帯を予測し、リーダーに相談しておく

　自分や周囲のスタッフの行動を予測し、調整しておくと、急なできごとに対しても、余裕をもって対応していくことができます。

　休憩時間など、看護師が少なくなる時間帯の行動をどのように整理しているのかを考えてみましょう。

先輩の工夫

休憩時間には、同期や後輩と、進捗や午後の予定などを共有しています。他の人に話すことで、自分の頭の中が整理できます。また、業務開始後もまわりの人の行動を気にかけるようになり、お互いに応援体制をとることにもつながっています。

● **看護師が少なくなる時間帯の考えかたの例**

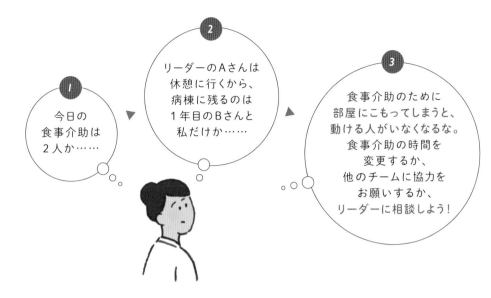

- 急変、ナースコール、検査や処置時間の変更などに対応する人員を確保できるよう、業務を行いましょう。
- 休憩開始の1時間前くらいには、業務の進捗を整理し（これもタイムスケジュールに入れておく）、事前に報告や相談ができるようにしましょう。

先輩のみなさんへ

- スケジュールや行動計画を作成することが苦手な後輩もいます。"できるだろう"と思い込まず、スケジュール作成に関しても、必要に応じて指導しましょう。
- 業務中はさまざまなことが起こり、勤務前に作成したスケジュールどおりに進まないことが多々あります。先輩のみなさんにとっては"ちょっとしたできごと"でも、後輩はとまどい、焦りを感じます。困りごとはないか確認し、スケジュールの修正や業務調整を一緒に行うと安心してもらえます。
- スケジュールどおりに動くことや効率ばかりを重視し、患者さんにとって安心・安全な看護ケアが不足していないでしょうか。後輩の行動を確認し、必要なときには振り返りを行って、目的・根拠に基づいた指導を行いましょう。

（小松﨑　渚）

[参考文献]
二間瀬敏史, 吉武麻子監修：今さら聞けない時間の超基本―時短・効率化の前に―ビジュアル版. 朝日新聞出版, 東京, 2021.

3

効率のよいラウンドのしかたを教えてください。

key word ▶ タイムスケジュール ／ 効率

先輩

> ラウンドでは、目的とイメージをもつことを心がけましょう。
> 行く前に、あらかじめどの順番で部屋をラウンドするか、
> どの順番で患者さんをラウンドするかを決めておきましょう。

ラウンドの目的を明確にし、しっかり準備をしよう

後輩のみなさんが陥りやすいのは、目の前のことに1つずつ対応してしまう状況です。

> 例 最初のほうの患者さんに時間をかけ過ぎてしまう
> 　必要物品が準備できておらず、取りに戻る
> 　情報収集が十分ではなく、途中で何度も確認する
> 　苦手なケアや処置を最初に行って時間がかかってしまう

あらかじめ準備をしないで場当たり的にラウンドすると、動線や観察ポイントがまとまらなくなります。

そこで先輩たちは、**何のためにラウンドをするのか**、目的を明確にしています。

●ラウンド前に確認・準備すること

> □ 患者さん1人ずつの観察ポイントを明確にしておく
> □ 確認が必要な点滴やドレーンなどを明確にしておく
> □ 必要になる物品は事前に準備しておく
> □ 必要となる情報は事前に収集しておく

勤務前後の情報もしっかりと収集しておきましょう。前の勤務帯でのバイタルサインや患者さんの言動から、自分が観察するポイントが絞れます。あいまいな情報は前勤務者に確認し、後で困らないようにしましょう。また、次の勤務帯で予定されている検査などを確認することで、必要な物品を準備し、何往復もせず一度で済ませることができます。

患者さんの個別性を把握しておくこともポイントです。患者さんの重症度や、チェックしなければいけない機器類などを確認しておくと、スムーズなラウンドができます。特に夜勤帯は看護師の人数が少ないため、効率よくラウンドする必要があります。

　以下に、ラウンドの考えかたの例を示します。

●ラウンドの考えかたの例

▶担当する患者さん

呼吸器病棟、男性6人部屋に入院した5名

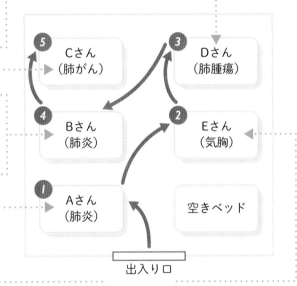

- 肺がん切除手術のため、すでに出床している
- 手術後のベッドを作成する必要がある

- 気管支鏡検査のため11時に出床予定
- 表情は穏やかで落ち着いている

- 肺炎は治癒しており退院を3日後に控えている
- すべて自立して生活できている

- 呼吸困難があり、酸素を3L/分投与している
- 起き上がるときに背中を支える、移動は車椅子を使用するなどの介助が必要である

- 昨夜遅くに緊急入院して、胸腔ドレーン挿入の処置を受けている
- 呼吸状態は安定している

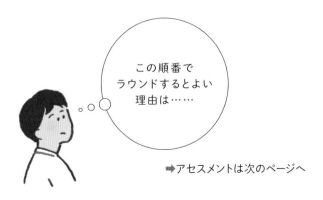

この順番でラウンドするとよい理由は……

➡アセスメントは次のページへ

▶ラウンド前のアセスメント

Aさん 肺炎の急性期で悪化する可能性があり、呼吸数、SpO_2、喀痰など観察が必要だから、<u>ラウンドは最初にしておこう。</u>
SpO_2 は低下しやすいから、ケアやトイレは前もって声をかけ、焦らせないように余裕をもって1日対応しよう。→1番目

Bさん 3日後に退院予定で、ここ最近のバイタルサインも安定しており問題はなさそう。ラウンドのときに、退院後の生活がイメージできているか聞いてみよう。退院指導が必要になるかもしれないけれど、その場合も<u>急がなくてよいだろう。</u>→4番目

Cさん 手術のため8時30分に出床し、予定どおりに進んでいる。手術後のベッド準備が必要だから、ラウンドは<u>最後にしよう。</u>→5番目

Dさん 気管支鏡検査は11時に出床予定。検査着に着替えてもらう必要があるから、<u>出床時間に間に合うようにラウンドしよう。</u>→3番目

Eさん 胸腔ドレーンを挿入して2日目だから、確実に脱気できているか、皮下気腫はないかの<u>観察が大切だ</u>けれど、今のところバイタルサインは安定しているから<u>最優先ではないな。</u>→2番目

- Aさんを1番目にした理由は、早い段階で状態を把握する必要があり、しっかりと時間を確保できる状況で観察する必要があると判断したためです。
- この日は、時間が進むにつれて検査や手術の帰室、ナースコールなどが重なり、タイムスケジュールどおりに進まないことが予想されることからも、Aさんを1番目にする必要があります。
- Eさん以降のラウンドについては、1人ずつ状態や状況をアセスメントしていくことで、優先する患者さんがみえてきます。
- タイムスケジュールを立てると、時間切迫や多重業務になる時間帯が予想できるため、随時調整していきます(p.4)。

➡患者さんごとのポイントを整理すると、時間配分や優先することがわかってきます。これらをまとめて、効率よく動けるラウンドを考えていきましょう。

会話などに時間を割かなければいけない患者さんには、最初にあいさつをしてあとで来ることを伝え、先にやるべきことを進めておく場合もあります。

そして、**自分の技術力を把握する**こともポイントです。時間がかかるケアや処置は、他の人と協力して取り組むことで効率が上がります。自分1人でできること、できないことを整理し、1つの業務にかかる時間を把握してラウンドに行きましょう。

効率だけを優先せず、「時間を何に使うのか」を大切にしよう

後輩のみなさんに限らないことですが、**効率だけを優先すると"寄り添う"という看護の本質から離れてしまいかねません。**看護師の役割は、みなさんの置かれている環境によって異なります。クリティカル部門であれば、重症患者さんの全身をくまなく観察することが求められ、一般病棟であれば、治療や闘病への不安を訴える患者さんの話を聞くことも求められるでしょう。効率よく仕事をすることでつくり出した時間を、何のために使うのかを明確にすることが最も重要です。

先輩のみなさんへ

- 後輩のみなさんは、ラウンドについて、効率のよいスケジュールを立てられないときがあります。まずは後輩の計画を聞くようにしてください。優先すべき業務が人によって異なっている場合があり、それがのちに大きな問題につながりかねません。

- 後輩のみなさんは、何を優先すべきかが漠然としていて、わからないことがあります。そのような場合は、いまの状況について、何を優先するのかと、その理由も伝えるようにしてください。

- 後輩の計画がよい場合は、"よい"と伝えましょう。後輩のみなさんは、自分の計画と先輩の計画をすり合わせることで、ブラッシュアップしていきます。後輩の考えや看護観を否定せず指導してください。

（田中　伸）

4

報連相の優先順位を教えてください。

key word ▶ 緊急度・重症度 ／ 情報共有

先輩

> 報連相の優先順位の考え方としては、
> まず「患者さんの立場に立って考えること」が一番に挙げられます。

緊急度・重症度から考えよう

「患者さんの立場に立って考える」といっても、具体的にどう考えるかはわからない人もいるでしょう。そこで、まず考えてもらいたいのは、緊急度と重症度です。

●緊急度と重症度

緊急度	ある時間内に適切な治療を行うことで、生命や臓器、身体部位の障害や損傷の危機を回避、または減少できる時間的な余裕の程度	「緊急度が高い」例 気道閉塞など
重症度	治療によって得られる予後の程度	「重症度が高い」例 嘔吐と腹痛を伴う 癒着性イレウスなど

濱元淳子, 山勢博彰:初心者のための緊急度・重症度分類パーフェクトガイド JTASを中心に基本から分かる!「見極めナース」入門 緊急度・重症度とは何か 基本概念を簡単な症例・疾患で解説. 救急看護トリアージのスキル強化 2014;3(6):2. より引用

これら緊急度と重症度を総合して、リーダー、そして医師への報告の優先順位を考えていく必要があります。**特にバイタルサインが崩れている場合や意識障害が起きている場合は、早急な対応を要する**ため、すぐに報告しましょう。

ただし、緊急度や重症度に関しては、判断に迷うことも多いと思います。**ベッドサイドで「何か変」と思ったら、迅速にリーダーへ報告しましょう。**

また、客観的には緊急度・重症度が低いとしても、患者さんにとっては大きな問題であることもあります。**患者さんの訴えに関しては、基本的にリーダーへの報連相を忘れないよう**にしましょう。

報連相（報告・連絡・相談）の違いを意識しよう

　報連相は、具体的な違いを聞かれると難しく、表現に困る人もいると思います。報告・連絡・相談はそれぞれに目的と成果が異なってくるため、情報伝達を行ううえでは、その点を頭に置きましょう。

●報連相の目的と成果

	目的	成果
報告	主に業務の指示に対して、進捗や結果の情報を共有すること	看護過程を展開するにあたって見落としがないか、計画どおりに業務が進んでいるかなどを判断する材料となり、リーダーは、報告の内容に対して不足点や確認すべき点などの指示を出す
連絡	関係がある人々に情報などを知らせ、共有すること	自分が得た情報を他者と共有し、事実を周知することによって、関係者との協働・連携を円滑にする
相談	困ったことや自身で判断できないことに対して、アドバイスや指示をもらうこと	自身で判断できない場合にリーダーや先輩などから具体的なアドバイスをもらうことにより、適切な判断・行動につなげ、患者さんの安全・安楽を保つ

報連相の目的は、チームで情報を共有し、業務連携すること

　なぜ報連相が必要なのかを考えてみましょう。そこには、医療というサービスの性質が大きく影響しています。

　日本は少子高齢化により、私たち看護師をはじめとした働き手が不足しており、より少ない人数で効率的な医療を提供することが求められています。そこで、重要となった考え方が「チーム医療」です。厚生労働省によると、以下のように示されています。

●チーム医療とは

> 医療に従事する多種多様な医療スタッフが、各々の高い専門性を前提に、目的と情報を共有し、業務を分担しつつも互いに連携・補完し合い、患者の状況に的確に対応した医療を提供すること

厚生労働省：チーム医療の推進について（チーム医療の推進に関する検討会 報告書）．2010年3月．2010：1．より引用
https://www.mhlw.go.jp/shingi/2010/03/dl/s0319-9a.pdf（2023.3.20.アクセス）

　キーワードは、**目的と情報を共有し、業務を連携・補完し合う**というところです。医療者間で情報を共有し、業務連携を行ううえで、看護師には、患者さんに最も近い存在として、変化をとらえる役割があることを意識しておきましょう。

「報連相ができない」3つのタイプを知ろう

　報連相ができないことは、若手看護師の悩みとしてよく挙げられます。何を報連相したらよいか迷う、優先順位の判断が難しい、タイミングがわからないなど、その悩みはさまざまですが、先輩からみると、現場でよく見かける例としては、主に以下の3つのタイプに分けられるようです。

　自分が陥りやすいタイプについて、ポイントを意識してみましょう。自分の傾向に向き合うことで、成長にもつながります。

● **「報連相ができない」3つのタイプ**

1 報告すべき内容かどうかの判断に迷う

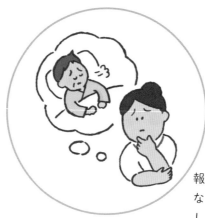

報告すべき内容なのか、そうでない内容なのかの判断に迷ってしまい、必要な報告ができない

2 タイムリーに報告ができない

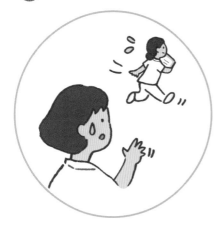

「先輩が忙しそう」「話しかけづらい」「怒られるのが怖い」などの理由により、タイムリーに報告ができない

3 内容をうまく伝えられない

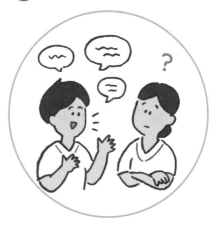

自分の伝えたいことがうまく伝えられない、報告する内容の言葉が足りない

▶タイプ❶　報告すべき内容かどうかの判断に迷う

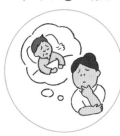

　　ベッドサイドで観察を行い、患者さんとかかわるなかでさまざまな情報を得ますが、報告すべき内容なのか、そうでない内容なのかの判断に迷ってしまい、必要な報告ができない、というタイプです。

　　このタイプの場合は、患者さんの見逃してはいけないサインを見逃してしまう可能性があるため、注意が必要です。

　　わからないことはわかったフリをせずに、何がわからないのかを伝えましょう。わからないまま患者さんに接することが、どれほど危険なことかを知っておく必要があります。

- 報告すべきか迷っている場合は、まず先輩に報告しましょう。患者さんの状態を把握することは、患者さんの生命の危機的状況をはじめ、患者さんや医療者の安全にかかわることです。
- 何を報連相したらよいか内容がわからない場合や、判断がつかない場合は、すべてを報連相しましょう。
- 報連相の際は先輩に、報連相すべき内容であったかや、先輩のアセスメントも一緒に聞くと、自身の成長にもつながります。

▶タイプ❷　タイムリーに報告ができない

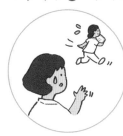

　　報告すべき内容がわかっていても、「先輩が忙しそう」「話しかけづらい」「怒られるのが怖い」などの理由により、タイムリーに報告ができないタイプです。

　　タイムリーな報告ができないと、すぐに対応すべきことがあと回しになってしまい、患者さんに大きな影響を及ぼす危険性があります。

　　また、普段から先輩に小まめに相談しておくと、先輩も一緒に考えやすくなります。

　　定時報告として、先輩看護師とあらかじめ報告の時間を決めておくことも効果的です。

- 先輩が忙しそうに見えても、そこに気を使う必要はありません。患者さんの安全が最優先です。
- 特に、患者さんの状態変化時やトラブル発生時、「何かおかしい」と感じるときには、迷わず先輩に報告しましょう。
- 先輩に自分の考えを伝えましょう。途中でも、間違っていてもよいので、まずは考えを伝えることが大切です。

▶タイプ❸　内容をうまく伝えられない

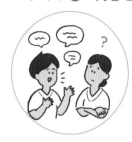

　　いざ報告をしようとなったときに、自分の伝えたいことがうまく伝えられない、報告する内容の言葉が足りないというタイプです。

　　せっかく患者さんの情報を報告するタイミングを得られたとしても、自分の伝えたいことや、もっている情報を正確に伝えられない、不安である気持ちが伝えられない、といった例が挙げられます。

　　報告すべき内容が正確に相手に伝わらないことで、報告する側とされる側との間に認識の食い違いが生まれ、大きな事故につながりかねません。

- 患者さんの情報を正確に伝えることを意識しましょう。タイムリーで適確な医療の提供に直結します。
- 必要な情報を端的に伝えることも重要です。SBAR（エスバー）を活用することにより、限られた時間内で、重要なポイントを正確に伝達することが可能となります。

●SBAR

S（Situation）	状況
B（Background）	背景
A（Assessment）	評価
R（Recommendation）	提案

最近では「報告者と患者の同定」、「口頭指示の復唱」（Confirm）を追加したI-SBAR-C（アイエスバーク）を使っている施設も増えているようです。

　SBARを使用する場合、若手看護師のみなさんには、「評価」や「提案」の項目に関しては自身で考えるのが難しいことも多いと思います。

　そこで、とにかく困っている、迷っているという場面では、**いまから話そうとしている内容が報連相のどれなのか**、「困っている」「悩んでいる」という旨を先に伝えましょう。それから状況、背景を述べることにより、相手もアドバイスや指示を伝えやすくなります。

悩んだり迷ったりしたら、それも含めて報連相を

　1年目のときとは違い、2年目になり常に先輩の目が行き届いているわけではない状況になると、**適切なタイミング**で、**適切な内容を正確に伝えていく技術**を身につけることが、大きな課題となります。

　看護師という職業は、経験を通して学ぶことが多い職業であるといえます。経験の浅いみなさんは、これからたくさんのことを学び、経験していくと思います。そのなかでは、「どうすればよいかわからない」ことも含めて報連相を行うことが重要です。

　「言いづらい」「怒られると嫌だ」といった思いもあるかもしれませんが、一番に患者さんのことを考えたうえで、より具体的で正確な報連相することを意識していきましょう。

先輩のみなさんへ

- 後輩のみなさんは、わからないことや不安なことも多いなかで業務を行っています。そのような状況でリーダーや先輩に報連相するのは、勇気がいるかもしれません。後輩が報連相に来たときは、作業中でも手を止めて、聞く姿勢を整えましょう。

- 後輩のみなさんは、業務に慣れてきたように見えても、まだ自分のことで精一杯かもしれません。特に業務が重なっているときは、報連相したくてもスタッフステーションに行けないことがあります。スタッフステーションで報連相を待っているだけでなく、時には病室に行って声をかけるようにしてください。

（荒井亮介）

こんなとき、どう考えたらいいですか?

ここでは、看護師2年目のみなさんが体験した
「困った場面」について、先輩と一緒に振り返りながら、解説していきます。

看護師2年目のみなさん

はるかさん
まじめで、勉強にもケアにも常に一生懸命。
つい1人でがんばってしまうことが多い。

なつきさん
穏やかで、患者さんや家族によく話しかけられる。
自分から先輩に報告するときには、どうしても緊張してしまう。

あきさん
明るく活発で、患者さんにも先輩にも積極的に話しかける。
つい話し過ぎてしまい、要点を整理して伝えるのは少し苦手。

① ≫ スケジュールの再調整

場面1
不慣れな輸血投与を、
急に依頼されました。

場面2
創部処置を約束していた時間に、
他の患者さんの輸血投与を
依頼されました。

▲ 1日に起こった
複数の場面を
解説します

key word ▶
輸血／創部処置／処置の重複／多重業務　≫ p.20

場面3
化学療法の点滴を
準備しているときに、医師から
検査介助を依頼されました。

場面4
清拭中に、医師から
処置介助を依頼されました。

場面5
患者さんが涙ぐみながら
話しているときに、
外来診察に呼ばれました。

▲

key word ▶
医師の介助／患者さんの話／診察／多重業務　≫ p.24

場面6
検査出床時に、
他の患者さんの
オンコール手術が重なりました。

key word ▶
検査出床／手術出床／オンコール／多重業務　≫ p.32

場面7
手術出床時に、
他の患者さんの家族から
声をかけられました。

key word ▶
手術出床／家族対応／多重業務　≫ p.36

先輩、
アドバイスをお願いします!

※各場面は、看護師のみなさんへのアンケートをもとに、さまざまな
場面で応用できるように構成した架空のものです。

❷ ≫ 他のスタッフへの協力依頼

❸ ≫ 多重業務の優先順位

> この場面ではどう考えて、どう行動したのか、どうしたらよかったのか、患者さんの状態や思いを考えながら、一緒に振り返りましょう！

先輩　リーダー

| 場面 1 | 不慣れな輸血投与を、急に依頼されました。 |

| 場面 2 | 創部処置を約束していた時間に、他の患者さんの輸血投与を依頼されました。 |

key word ▶ 輸血 ／ 創部処置 ／ 処置の重複 ／ 多重業務

看護師 2 年目
はるかさん

今日は 3 人の患者さんを担当します。
午前に検査、午後は時間を要する創部処置があります。
また、麻痺があり介助が必要な患者さんのケアも必要なので、
それをふまえたスケジュールを立てました。

● 担当する患者さんとスケジュール

	8 時 30 分	9 時	10 時	11 時	12 時（休憩 60 分）	13 時	14 時	15 時	16 時
A さん 60 歳代 胃がん		採血 10 分 VS 測定 5 分		検査前 準備 車椅子 搬送 申し送り 15 分	検査後 申し送り 車椅子 搬送 観察と VS 測定 15 分		輸血開始・開始継続観察 15 分 ／ 投与時間 2 時間	VS 測定 観察	場面 1
B さん 70 歳代 蜂窩織炎	点滴 投与前 準備 15 分	創部処置の 時間調整 10 分 VS 測定 5 分	点滴投与 開始（60 分／ 1 本） 5 分	点滴投与 終了（60 分／ 1 本） 5 分			創部処置 30 分 ／ 1 日に起こった複数 の場面を解説します		場面 2
C さん 70 歳代 右半身麻痺		VS 測定 5 分 観察 体位変換 10 分	全身清拭 （全介助） 30 分	食事の姿勢 にセッティング おむつ確認 15 分	食後の 内服 5 分			おむつ交換 体位変換 15 分	おむつ確認 体位変換 15 分

場面1 不慣れな輸血投与を、急に依頼されました。

ここに困った

輸血投与の指示が追加されました。輸血は1年目のときに1回経験したただけなので手順もあいまいで、副作用も把握できていません。開始時間が15分後に迫っています。どうしたらよいでしょうか？

✎ **先輩より** ▶▶ リーダーや先輩に相談して協力をしてもらいましょう。そのときに、「輸血は久しぶりなので、手順も副作用も不安です」と伝えましょう。

　はるかさんが昼休憩から戻ると、リーダーから「Aさんの朝の採血の結果、14時からの輸血投与が追加になりました」と指示を受けました。

　輸血開始の14時まであと15分になりましたが、はるかさんはあわてて輸血の手順書をめくっています。それを見たリーダーは、「輸血の準備はできた？　心配なら手伝うけれど、大丈夫？」と、声をかけました。すると、はるかさんは、輸血投与は久しぶりで手順があいまいであり、観察項目も確かではなく、不安でどうしたらいいのかわからないと伝えました。

　そこでリーダーは、他の看護師に、はるかさんのフォローを依頼しました。はるかさんは、14時になんとか輸血を開始することができました。

 ## はるかさんの振り返り

　輸血投与の指示を受けたときは昼休憩の時間帯だったので、スタッフステーションには1年目の後輩しかおらず、先輩に相談できませんでした。

　開始時間の14時まであと15分しかなかったので、焦って手順書を見ていたら、リーダーが声をかけてくれました。不安なことを伝えたら、リーダーが先輩にフォローをお願いしてくれたのでよかったです。

患者Aさんの状態・思い

状態

● 医師から輸血の必要性について説明を受けた。
● 開始の14時ギリギリに看護師が来て、これから輸血すると言った。

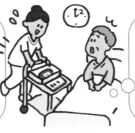

Aさん

思い

事前に声をかけてもらえなくて突然の開始で驚いた。始める前に説明してくれたらトイレに行ったり、準備ができたのに。全然説明がないし、不安だな。

場面2 創部処置を約束していた時間に、
他の患者さんの輸血投与を依頼されました。

ここに困った

14時にBさんと創部処置を約束していたのですが、リーダーから、14時にAさんの輸血投与の指示を受けました。Aさんの輸血が終わってからにしてもよいでしょうか。

✎ **先輩より** ▶▶ 予定していた処置の時間に別の処置が必要になったときは、リーダーに相談しましょう。

　はるかさんは、14時にBさんの創部処置を行うと約束をしていましたが、リーダーから、Aさんの輸血投与を依頼されたことで、Bさんの処置の時間をずらすことにしました。

　Bさんに、14時から14時30分に変更させてほしいと伝えると、Bさんは「緊急なことがあるんだからしかたないです。そのあとでお願いします」と承諾してくれました。そのときには、創部の包帯の汚染状態は観察せず、処置の時間を決めて退室しました。

　Aさんの輸血を終えて14時30分過ぎに訪室すると、Bさんは、「看護師さん、忙しそうだったし、包帯とシーツが汚れていたから、他の看護師さんにお願いして処置してもらったよ」と言いました。

 ## はるかさんの振り返り

　Bさんに創部処置の時間を変更させてほしいことを伝えましたが、そのときに創部の状態を確認していませんでした。包帯がどのくらい汚染されているのか、まだ大丈夫なのか、早く処置しなければならないのかを確認せず、変更時間だけを決めてしまいました。

　他の看護師が処置を行ってくれましたが、Bさんに不快な思いをさせてしまって申し訳なかったです。

患者Bさんの状態・思い

状態

● 14時に創部処置を予定されていたが、時間どおりに行われず、創部からの浸出液も多かったため、包帯やシーツ、布団が汚染された。

● 不快なため、ナースコールで他の看護師に処置を依頼した。

Bさん

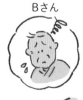

思い

傷の処置の時間を看護師さんと一緒に決めていたが、他に緊急処置が入ったのならしかたがない。でも、たくさん汚れて冷たくてみじめだった。傷からこんなに汚れるものが出ているのに、そのままにしていいのか、悪くなったらどうしよう。信じて待っていたのに。こんなことになるなら、他の看護師さんに早くお願いすればよかった。

✎ 先輩からのフィードバック

　はるかさんは、スケジュールを立てて、時間調整をして行動できていました。午後は突然、緊急の輸血投与の指示が入ってしまったことと、同じ時間に患者さんと約束していた創部処置を予定していたので、あわててしまい不安な状況がたくさんあったと思います。あらためて、振り返りをしてみましょう。

場面 1　今回のように、はじめての処置や経験の少ない指示を受けたときは、リーダーに相談しましょう。伝えかたは、「輸血の手順があいまいです。手順を確認する時間をください」などと具体的にすることがポイントです。

　経験が少なく不安な場合は、「輸血の経験が 1 回だけで不安です。先輩にフォローをしてもらえないでしょうか」などとリーダーに相談するか、先輩にフォローを依頼してみましょう。

場面 2　患者さんと約束した時間をあとに変更する場合は、必ず患者さんの状態を観察してから時間調整を行いましょう。

　B さんについては、以下のような点の確認が必要でした。

・創部を保護している包帯の汚染の有無
・浸出液の有無や性状・量・色
・患部周囲の腫脹・疼痛や違和感の有無

　もし、観察の時間が確保できない場合は、リーダーか先輩に相談し協力してもらいましょう。

　患者さんの状態変化に伴い、時間を決めていた処置が予定の時間にできないときや処置が重なることもあります。一度に複数の患者さんにケアを実施することはできません。そんなときには、1 人で考え込まず、リーダーや先輩に相談しましょう。

\ **Message** /

看護は1人で行わず、仲間と一緒に組み立てよう

　突発的な業務や、患者さんの状態変化に応じた緊急の治療は、なくすことはできません。だからこそ、看護師同士で協働することが大切です。

　患者さんのことを考え、時間の指定があるときこそ、看護師間で業務を分担する必要があります。「自分だけでがんばろう」「1 人で業務をどうにかしよう」と抱え込まず、リーダーや先輩に相談や報告をしましょう。それにより、患者さんが安心して治療を受けることや、つらさが軽減され、安楽な状態で過ごすことにつながります。

（三田村裕子）

場面 **3**	化学療法の点滴を準備しているときに、医師から検査介助を依頼されました。
場面 **4**	清拭中に、医師から処置介助を依頼されました。
場面 **5**	患者さんが涙ぐみながら話しているときに、外来診察に呼ばれました。

key word ▶ 医師の介助 ／ 患者さんの話 ／ 診察 ／ 多重業務

今日は、4人部屋と2人部屋の患者さんを6名担当します。
検査や手術の予定がないため、患者さんの要望に沿ったケアや、
患者指導を実施する計画を立てました。

看護師2年目
なつきさん

● 担当する患者さんとスケジュール

	患者さん	疾患・治療	午前の予定	午後の予定
301号室 **(4人部屋)**	A さん 60歳代	大腸がん 化学療法	抗がん剤の点滴　場面**3**	
	B さん 80歳代	大腿骨頸部骨折 手術後	清拭・洗髪　場面**4** ベッド上リハビリ	X線撮影
	C さん 70歳代	大腸がん 手術後	ストーマケア・指導	入浴介助
	D さん 30歳代	子宮がん 手術予定	1日に起こった複数 の場面を解説します	14時入院 場面**5**
302号室 **(2人部屋)**	E さん 80歳代	誤嚥性肺炎 薬物療法、酸素療法	吸引・清拭	吸引
	F さん 70歳代	脳梗塞 リハビリ		14時リハビリ

場面 **3** 化学療法の点滴を準備しているときに、医師から検査介助を依頼されました。

ここに困った

A さんの化学療法の点滴を準備しているときに、医師から、E さんの検査介助を依頼されました。近くにリーダーもいますが、担当看護師は私なので、検査介助を優先したほうがよいでしょうか。

🖉 **先輩より** ▶▶ 1 人で全部行う必要はありません。医師に「リーダーに依頼してください」と伝えましょう。

なつきさんは、301 号室を訪室し、A さんに点滴の前にトイレを済ませるよう伝えてから、化学療法の点滴を準備していました。

A さんは初回の化学療法であり、医師からアナフィラキシーショックや副作用の説明を受けて、不安が強い様子でした。そのため、時間どおりに点滴を開始し、しばらくは付き添って観察しながら、不安の軽減につとめようと考えていました。

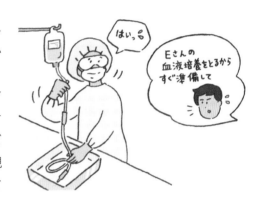

そのとき、医師に「302 号室の担当の看護師さんは誰？」と聞かれたので、「私です」と答えたところ、「いまから、E さんの血液培養をとるから、すぐ準備して」と指示されました。なつきさんは、点滴の準備を中断し、その場を離れて、血液培養の準備をして医師の介助につきました。

すると、ナースコールが鳴り、A さんから「点滴はまだですか？」と聞かれたので、「すぐ伺います」とだけ答えて、そのまま E さんの介助についていました。

E さんは採血の痛みもあり、咳込んでいて、吸引をしなければなりません。なつきさんは、A さんの点滴のことが気になって焦りましたが、その場を離れることもできませんでした。

E さんの検査が終わってから、A さんの点滴準備を再開して、30 分遅れで抗がん剤の点滴を開始しました。A さんに謝罪したところ「看護師さんも忙しいわね～」と言われ、なつきさんは、少しホッとしました。

① スケジュールの再調整　② 他のスタッフへの協力依頼　③ 多重業務の優先順位

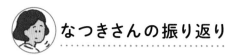 **なつきさんの振り返り**

▶ **どう考えて行動した？**

スタッフステーションで点滴準備を担当していたのは、私ともう１人の看護師でした。もう１人の看護師は、先に準備を終えて患者さんのところに行ってしまっていました。医師に声をかけられたとき、スタッフステーションにはリーダーがいましたが、振り向いてくれる気配もなく、なんとなく頼みづらい感じがしました。

リーダーは、医師からの依頼や私が点滴を準備していることを知っているはずなのに、医師にも私にも何も言わないということは、「自分でやりなさい」ということだと思い、もし協力を頼んで嫌な顔をされたり、「自分の担当でしょ」と言われたりしたら嫌だったので、自分でやろうと決めました。

▶ **どうすればよかった？**

医師に声をかけられたとき、「Ａさんの点滴を投与するので、10分後でもよろしいですか」と聞くべきでした。それでも「すぐに」と言われたら、自分がやるべきことと、他の人に依頼してよいことの優先順位を明確にしたうえで、リーダーに相談して依頼すべきでした。何でも自分でやろうとしないことと、リーダーに対する勝手な思い込みや、決めつけで判断しないことの重要性を痛感しました。患者さんを待たせないためにも、相談は重要だと思いました。

それに、抗がん剤の点滴準備を中断したことで、薬剤投与における安全性も担保できない危険がありました。Ａさんにも、トイレを済ませて待っていてもらったのに、点滴開始時間が遅れてしまい申し訳なかったです。

患者Ａさんの状態・思い

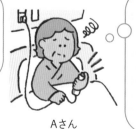

状態
- 初回の化学療法であるため不安が強い。
- 薬物性のアナフィラキシーショックなどの危険がある。

Aさん

思い

トイレも済ませて、準備しているのに、待たされてイライラする。看護師さんが忙しいのはわかるけれど、重要な点滴なんだから時間どおりに来てほしい。ナースコールを押したときはすぐ伺いますと言ったのに、すぐ来ないし……ここの病院どうなっているの？

場面4 清拭中に、医師から処置介助を依頼されました。

ここに困った

Bさんの清拭中、カーテンの向こうにいる医師から、Cさんの消毒の準備を依頼されました。医師は急いでいて、私が清拭していることもわからないようですが、清拭を終わるまで待ってもらっていいのでしょうか。

✎ **先輩より** ▶▶ 医師に「いま清拭中なので、終わってからでいいですか。10分後には準備できます」と確認しましょう。

なつきさんは、化学療法中のAさんの刺入部位の観察、バイタルサインの測定を終えたあと、Bさんの清拭を開始しました。Bさんは、大腿骨頸部骨折手術後で、ベッド上安静中です。

Bさんと笑っておしゃべりをしながら清拭をしていると、隣のCさんのところに主治医が来ていて、カーテン越しに「看護師さん、Cさんのストーマを処置するから、消毒をもってきて」と言われました。なつきさんは、「はい」と返事をしましたが、Bさんの清拭を続けていました。

すると、医師から「まだ？」と言われたため、Bさんに「ごめんなさい、あとで来ますね」と言って、清拭を中断して処置の介助につきました。

なつきさんは、Cさんの処置介助が終わったあと、Bさんのところに戻り、謝罪してから清拭を再開しました。

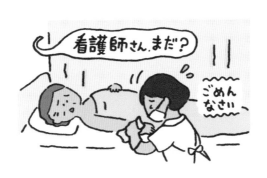

なつきさんの振り返り

▶ **どう考えて行動した？**

　医師が病室に入ってきたとき、Bさんの清拭中でしたが、カーテンを閉めており、医師は私が何をしているのかわからず、Bさんと楽しくおしゃべりをしているだけだと思っていたようです。医師から依頼されたので、反射的に「はい」と言ってしまいました。

　Bさんはやさしい方で、私との信頼関係もできているので、待ってもらっても大丈夫だと思いました。そこで、医師からの依頼を優先して、Cさんの処置につかなければと思いました。

▶ **どうすればよかった？**

　医師に話しかけられたとき、「いまは清拭中です」と伝えるべきでした。併せて、Bさんの清拭を終える時間も伝えるべきでした。

　処置をすぐしなければならない場合は、ナースコールなどで協力を得るべきだったと思います。清拭を中断したことで、Bさんには不快な思いをさせてしまいました。

患者Bさんの状態・思い

状態

● 自分で無理に動こうとすることで、疼痛の増強、創部離開の可能性がある。
● ベッド柵を下げたままそばを離れることで、ベッドから転落する危険がある。

思い

看護師さんはやさしいし、話もよく聞いてくれていいなと思っていたけれど、まさか、体を拭いている途中で、他の患者さんのところに行くなんて……。一気に信用できなくなった。
隣の人は、自分で動けているのに、その人のほうが大事なのかしら？　先生が呼んだだけで、私のことを放り出していくなんて信じられない。
自分では動けないから、全部お願いするしかなくて、「いいよ」と言ったけれど、本当は悲しかった。

Bさん

| 場面5 | 患者さんが涙ぐみながら話しているときに、外来診察に呼ばれました。 |

ここに困った

Dさんが涙ぐみながらつらい気持ちを話しているとき、リーダーに、「先生から診察すると連絡があったので、Dさんを外来に連れて行ってください」と言われました。話を中断して、すぐに診察に行ったほうがよいでしょうか。

✎ **先輩より** ▶▶ リーダーに相談し、一緒に患者さんの話を聴いてもらいましょう。

　午後はDさんの入院時間と、Fさんのリハビリテーションの時間が重なります。なつきさんは、Dさんの入院時間に間に合うようにと、Fさんを車椅子に移乗させて、看護補助員にリハビリテーション室に連れていくようお願いしました。事前に準備していたことで、Dさんを待たせることなく、入院の案内ができました。

　そのときDさんの表情が硬かったので、入院までの経過を尋ねると、「入院することにしたけれど、手術は怖いし、もし子宮を全部とることになって、子どもが産めなくなったら、夫にも申し訳ないし、やっぱり、手術はしたくないと思って……」と涙ぐみながら話していました。Dさんは結婚して1年、そろそろ子どもが欲しいと思っていたそうです。

　そのとき、リーダーから、「先生から、『Dさんの内診をするので、すぐに婦人科外来に連れてきて』と連絡があったので、外来に行ってください」と話がありました。なつきさんは、「はい、わかりました」と応じ、Dさんの話を中断して、看護補助員に外来への案内を依頼しました。

 ## なつきさんの振り返り

▶ **どう考えて行動した？**

　Dさんとの話の途中で、リーダーから、外来に連れてくるよう医師から指示があったと言われ、Dさんに状況も説明できないまま、看護補助員さんに外来への案内を頼んでしまいました。医師から言われたと聞いて、患者さんのことより医師の依頼のほうが優先順位が高いと思ってしまったのです。

　また、Dさんの気持ちをきちんと聴けていなかったので、リーダーにはあとから伝えようと思って、外来に送り出す前には報告しませんでした。

▶ どうすればよかった？

　Ｄさんは、入院初日で不安な思いを抱えており、私にその胸の内を話してくれている最中でした。患者さんの気持ちより医師からの依頼を優先してしまいましたが、急いで外来に案内する必要はなかったと思いました。

　Ｄさんの不安な思いについてリーダーに報告していなかったため、Ｄさんは、気持ちを吐き出せないまま診察を受けることになってしまいました。

　そのため、リーダーに「Ｄさんのお話を伺ってから外来に連れて行ってもいいか、医師に聞いてもらえないでしょうか？」と伝えるか、一緒にＤさんの話を聴いてもらえばよかったです。

患者Ｄさんの状態・思い

> **状態**
> ● 医療者への不信感を抱き、本人の意思決定が行われず、治療方針を受け入れられないまま手術を受ける恐れがある。
> ● 医学的に必要と判断された手術を受けない可能性がある。

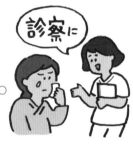

> **思い**
> 今日はじめての入院で、明日が手術……本当に手術していいのかな？この先私はどうなるのか不安でしかたがない。
> 今日はじめて会った看護師さんは、最初はよく話を聴いてくれて、この看護師さんでよかったと思ったのに、私の話は記録するためだけに必要だったということ？　話をしなければよかった。せめて、医師にこの気持ちを伝えてほしかった。

Ｄさん

✎ 先輩からのフィードバック

　まず、Ｆさんのリハビリテーションの準備を早めにするなど、事前準備ができていたことはよかったです。そこに、医師からの急な依頼が３件ありました。そのつど臨機応変に対応でき、大きな問題は起こりませんでしたが、中断したケアについて振り返ってみましょう。

場面3　抗がん剤の点滴の準備を中断しその場を離れることで、点滴の誤投与の危険性も高まります。医師に、リーダーに依頼するように伝えるか、自分からリーダーに依頼しましょう。

場面4　医師に「いま清拭中ですが、10分後には準備できます」とはっきり時間を提示して伝えましょう。

医師に情報をタイムリーに伝えるためにも、リーダーに報告をしましょう。

今回のように、急な依頼が入ったときは、

・いま自分が何をしているのか

・その業務があとどれくらいで終わるのか

・その時間まで待てるのか、待てないのか

を確認する必要があります。そのうえで、併せて、自分は予定されていた処置やケアに入ったほうがよいのか、担当看護師として、急な処置や検査の介助に入ったほうがよいのかを考えなければなりません。

もし、待てない状況であれば、リーダーに相談しましょう。リーダーやメンバーに依頼するときは、何をどこまでお願いするのかを明確にすることも大切です。

\ Message /

待っている患者さんの、心の声に耳を傾けよう

1日のスケジュールを立て、それ以外の依頼が入ることを想定して、早めに準備をすることも重要です。しかし、医師からの急な依頼や指示は、日常的に起こります。

そんなときは、いま自分は何をしているのか？　いま優先すべきことは何か？　を明確にする必要があります。

今回は、医師の依頼を優先することにより、他の患者さんが待つこととなりました。私たち看護師が担当している患者さんは複数いて、どの患者さんも、あなたが来てくれることを待っています。

患者さんは、あなたのやさしい声、気づかいを感じさせるぬくもりのある手、そして、微笑むその眼差しに救われているのです。そのことを忘れないでください。

（福地本晴美）

場面6 検査出床時に、他の患者さんの
オンコール手術が重なりました。

key word ▶ 検査出床 ／ 手術出床 ／ オンコール ／ 多重業務

> 今日は3人の患者さんを担当します。
> 情報収集を行い、スケジュールを組み立ててメモしました。

看護師2年目
あきさん

● 担当する患者さんとスケジュール

	疾患	安静度	予定	メモ
Aさん	大腸がん疑い	自立	14時に大腸内視鏡検査	午前中：検査の書類準備 13時：検査着への更衣
Bさん	虫垂炎	車椅子	午後オンコールで手術	午前中：手術の書類準備 10時：医師の指示どおり点滴開始 午後：手術着への更衣
Cさん	めまい	車椅子	特になし	午前中：清拭希望

場面6

ここに困った

Aさんの検査と、Bさんの手術の時間が重なり、どちらを優先させればよいのか、判断に困りました。

⌒ **先輩より** ▶▶ 看護はチームで行っています。事前に対策をチームで共有しておくことが重要となります。また、判断に迷った際は、リーダーや先輩に相談しましょう。

場面6　あきさんは 13 時に昼休憩から戻ったあと、Aさんに声をかけ、検査着に着替えてもらいました。13 時 30 分までに検査同意書などの最終確認を済ませ、「14 時から検査なので、13 時 50 分には伺います」と伝えました。

　13 時 45 分、あきさんはリーダーから、「Bさんが手術に呼ばれたので、すぐに手術室に連れて行ってください」と言われました。そこで、Bさんに急いで手術着に着替えてもらい、書類などの最終確認をしてから、手術室に入室してもらいました。

　14 時 10 分、検査室からスタッフステーションに、「Aさんが検査室に入室していない」という電話が入りました。電話を受けたリーダーがAさんの病室に行くと、Aさんは「看護師さんは、14 時の検査だから 13 時 50 分には来ますって言っていたんだけれど」と話しました。

　14 時 15 分、あきさんが手術室から戻ったところ、リーダーは、検査室から問い合わせがあったことを伝えました。あきさんは、急いでAさんを検査室に連れて行きました。

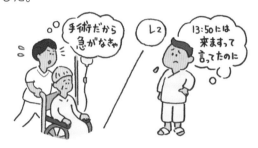

 ## あきさんの振り返り

▶どう考えて行動した？

　リーダーから、すぐにBさんを手術に連れて行くよう言われたとき、Aさんの大腸内視鏡検査と重なると思っていなかったので、一瞬パニックになりました。

　手術なので、急がなければと思い、検査は少しくらい遅れても大丈夫だろう、しかたないと思いました。Aさんの検査室入室の準備は済んでいたので、手術室から戻ってすぐに、Aさんの大腸内視鏡検査に行くことにしました。

　そのときは、リーダーを含め先輩たちは忙しそうにしており、自分も急いでいたため、Aさんの検査室入室が遅れることについては、報告できませんでした。

▶どうすればよかった？

　Aさんを検査室に送ってからスタッフステーションに戻ると、リーダーから「Aさんの検査室への入室が遅れたことについて報告してください。Aさんの入室が遅れたことで、そのあとの患者さんの検査もすべて遅れてしまうことを理解していますか」と言われました。

　そのとき、「Bさんの手術に呼ばれたときに、リーダーに相談すればよかった」と思いました。

患者Aさんの状態・思い

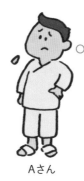

状態

- 検査のために食事を摂らず待機していたため、気分不快などの身体的負荷がかかる可能性がある。
- 病変から出血があった場合は、止血が遅れることによって、血圧低下や全身状態の悪化を招く恐れがある。

Aさん

思い

約束の時間に看護師さんが来てくれなくて、状況もわからず、とても不安になった。ナースコールを押そうかとも思ったけれど、もうすぐ来てくれるだろうと思った。
待っている間は、自分の病状が悪化するのではないかと不安になったし、説明もなく待たされて、看護師さんに対して、怒りというか不信感を覚えた。

✎ 先輩からのフィードバック

　担当看護師として、患者さんの対応をしようと考えたのはよいと思います。また、情報収集をした際に、手術や検査があることと、その時間を把握し入室準備を整えていたこともよかったです。

　そのときに、Aさんの検査とBさんの手術が重なることを予測し、その場合の対応をリーダーに相談しておくとよかったでしょう。

　重なった場合の対応については、Aさんほうが申し送りが比較的簡便で状態を把握しやすいため、Aさんの大腸内視鏡検査を他の看護師に依頼し、Bさんは自分で担当するなど、事前に分担を決めておきましょう。他の看護師に依頼することを決めたら、その看護師にあらかじめ声をかけて準備をしておく必要があります。

他の看護師に検査入室を依頼する場合は、患者さんの情報として、疾患名や検査目的、本日のバイタルサイン、内服薬、その他注意事項などに加えて、検査の準備がどこまでできているのか、依頼する準備があるのかについても伝えるようにしましょう。

情報収集の時点で、検査や手術などが重なる可能性があった場合は、どのように対応するかをあらかじめリーダーに相談しておきましょう。患者さんに説明をしないまま待たせてしまうことは、状態悪化の危険性があるだけでなく、精神的苦痛、医療者への不信感につながる恐れがあります。

特に、オンコールの検査や手術の場合、いつ連絡があってもいいように、余裕をもって確認と準備をしておきましょう。他の患者さんの対応と重なった場合だけでなく、自分が昼休憩中に呼ばれた場合や、夜勤帯に入ってから呼ばれた場合なども想定しておく必要があります。

\ Message /

患者さんの安全は、情報共有から

　2つのことが同時に重なった場合、患者さんの安全を第一に考える必要があります。誰が何をすることが、患者さんにとって一番安全かを考えましょう。自分の思い込みで行動するのではなく、リーダーや先輩へ確認することが重要です。

　経験が浅い看護師であれば、判断に迷うこと・判断を誤ることも当然あります。それは、場合によっては、患者さんの安全を脅かすことに直結します。

　それを回避するために重要なことは、先輩との情報共有です。担当の患者さんだからといって、自分1人で何とかしようと思わずに、事前の情報共有を行うことで、患者さんにとって、より安全な医療を提供することを忘れないようにしましょう。

（池ヶ谷佐織）

| 場面 7 | 手術出床時に、他の患者さんの家族から声をかけられました。 |

key word ▶ 手術出床 ／ 家族対応 ／ 多重業務

今日は2人の患者さんを担当します。
情報収集を行い、スケジュールを組み立てました。

看護師2年目
はるかさん

● 担当する患者さんとスケジュール

	疾患	安静度	予定	メモ
Aさん	骨折	車椅子	12時に手術	10時：手術の書類の準備 11時：手術着への更衣 医師の指示どおり点滴開始 場面 7
Bさん	脳梗塞	ベッド上	特になし	医師の記録では、2週間後くらいには自宅へ退院予定と記載あり

ここに困った

Aさんの手術に出床しようとしたときに、Bさんの家族から声をかけられました。Aさんの手術に遅れそうなので、Bさんの家族には待ってもらってもよいでしょうか。

✎ **先輩より** ▶▶ なかなか面会に来られない家族も多いので、家族の訴えは、すぐに対応が必要なこともあります。家族対応は他の看護師に依頼するなど、できるだけ患者さんと家族を待たせない対応を、リーダーに相談しましょう。

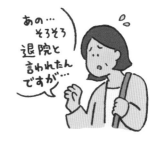

場面7 はるかさんは、10時ごろからAさんの手術準備を行い、11時15分には準備を終えました。11時45分、Bさんの体位変換を終えて、そろそろAさんを手術室に案内しようかと考えながら病室を出ようとしたところ、面会に来たBさんの家族から声をかけられました。

「どうしましたか？」と聞いたところ、家族は「先生から退院が近いとお聞きしたのですが、いろいろと不安で……」と、自宅での介護についての不安を話し始めました。

はるかさんは、話を聞いているうちに11時50分になっていることに気づきました。しかし、Bさんの家族は、まだ話し足りない様子でした。

そのため、「これから他の患者さんを手術に連れて行かなければならないので、少しお待ちいただけますか？」と聞きました。するとBさんの家族は、「待てます」と答えたため、はるかさんは、Aさんのところに行きました。

12時20分、手術室への申し送りから帰ってくるとBさんの家族はおらず、リーダーから、「Bさんの家族は、用事があるので帰りますと言っていました」と伝えられました。

数日後、医師がBさんの家族に退院日の決定について伝えたところ、家族は、「退院後のことが心配なので、家に帰ってきてもらっては困ります。この前、看護師さんにも言いました」と困惑した様子でした。

 ## はるかさんの振り返り

▶ どう考えて行動した？

そろそろAさんの手術に行こうと思っていたので、Bさんの家族に声をかけられて、どうしようと思いました。

そのとき医師の記録に、Bさんの退院が近いという記載があったことを思い出しました。手術室の入室時間までは15分くらいあったので、少しなら話を聞く時間はあるかなと思いました。そのため、リーダーにも報告はしませんでした。

▶ どうすればよかった？

Bさんの家族からは「退院後が不安」という発言はあったけれど、退院されては困るという話は聞いていませんでした。また、その日に用事があったことは知らなかったので、何時ごろまで待てるかを確認すればよかったと思いました。

そして、私はまだ家族対応が不慣れなので、家族から声をかけられたときにリーダーに相談すればよかったかもしれません。

場面別

① スケジュールの再調整

② 他のスタッフへの協力依頼

③ 多重業務の優先順位

Bさんの家族の状態・思い

Aさんは時間どおりに手術室に入室ができ問題はなかったので、Bさんの家族について考えていきます。

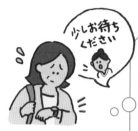

状態

- Bさんの家族は不安が強いため、場合によっては退院が延期となる可能性がある。
  → 入院期間が長くなることで、合併症発症のリスクが増え、さらに入院期間が延長する可能性がある。

少しお待ちください

Bさんの家族

思い

看護師さんに少し待てますかと言われたので、5分くらいかと思ったのに、15分経っても来ないから、どうしたんだろうと思った。

看護師さんが忙しいのはわかっているけれど、私も用事があったので、帰ってしまった。

自宅に退院するのは不安だし難しいということは伝えたので、自宅への退院はいったん白紙に戻ったと思っていた。

✎ 先輩からのフィードバック

Aさんは、時間どおりに手術室に入室できており、よかったと思います。

Bさんの家族から声をかけられたとき、手術の申し送り後にもう一度対応しようと考えたのも問題はありません。**ただし、待たせるよりも、待つほうがより時間を長く感じます。B**さんの家族に、おおよその所要時間を伝えて、それでも待てるかを確認する必要がありました。

そのうえで、もし待てないようなら、リーダーに報告し、他の看護師に依頼するなどの対応が必要でした。

また、退院後の相談であることがわかった時点で、話が長くなると予測し、先輩に、Aさんの手術室入室と重なることについて相談するという方法もありました。

Bさんの家族の話は、今後の方針にかかわる大切な内容なので、他の看護師だけでなく、医師にも報告し、情報共有する必要がありました。そのため、家族から言われたことについては、リーダーや先輩に報告する必要があります。

Step Up

優先順位を考える場合、時間が決められている業務では、時間に遅れないことは必須です。しかし、患者さんや家族との会話・情報収集も重要な看護の1つです。

特に、家族と話ができる頻度は、その家族によって異なります。なかなか面会に来ることができない家族もいるため、**家族からの訴え**があった場合は、その機会を逃さないよう対応することが大切です。

\ Message /

時間の見積もりは、できるだけ具体的に伝えよう

「少し」「もうすぐ」「後で」「これが終わったら」などは、患者さんや家族に対して使いがちな言葉です。しかし、待たせる側の考える「少し」と待つ側の考える「少し」では認識が異なるため、待つほうは時間をより長く感じます。

このように、あいまいな表現で時間を伝えると、お互いの認識がずれやすくなります。特に業務が重なった場合や、優先順位が低いと判断した業務に関しては、あいまいな時間設定となることが多く、注意が必要です。

相手との信頼関係にもかかわるため、普段から、時間の見積もりは具体的に伝えることを意識しましょう。

家族の訴えとして多く聞かれる内容は、現在の病状や退院の目途、退院後についての不安などですが、その他にも、金銭的な不安や、施設・スタッフに対する不満などさまざまです。

訴えの傾聴だけでなく、何か返答しなければならないような質問があった場合は、先輩やリーダーに相談しましょう。

（池ヶ谷佐織）

手術室に患者さんを迎えに行こうとしたら、化学療法中の患者さんが刺入部の違和感を訴えました。

key word ▶ 手術室への迎え ／ 抗がん剤 ／ 血管外漏出 ／ 多重業務

看護師2年目
あきさん

> 今日の担当患者さんでは、大きなイベントとして、Aさんへの抗がん剤（パクリタキセル）の点滴と、Bさんの手術があります。
> 抗がん剤の投与管理を行うのははじめてなので、少し心配です。

● 担当する患者さんの情報

A さん **40 歳代** **女性**	• 乳がん • 抗がん剤（パクリタキセル）の投与 • 午後より初回投与の予定　　場面 **8**
B さん **60 歳代** **女性**	• 胆嚢炎 • 腹腔鏡下胆嚢摘出術 • 午前に手術に出床し、病棟に戻る予定

ここに困った

Bさんを手術室に迎えに行こうとしたら、化学療法中のAさんが、刺入部の違和感を訴えました。刺入部を確認したところ、明らかに漏れている様子はありません。リーダーには、どのように報告したらよいでしょうか。

✎ **先輩より** ▶▶ 抗がん剤の血管外漏出を防ぐため、正確に情報を伝える必要があります。まずは、報連相（報告・連絡・相談、p.13）のどれなのかを伝え、主語・述語を明確にして伝えましょう。

あきさんがAさんに抗がん剤の点滴を開始したところで、手術室からBさんを迎えに来るよう連絡がありました。準備を済ませて手術室に行こうとしたところ、今度はAさんよりナースコールがありました。訪室すると、Aさんは刺入部の違和感を訴えています。刺入部を確認したところ、腫れもなく、明らかに漏れている様子はありません。そのため、手術室から戻ってきてから、もう一度確認することにしました。

あきさんは、手術室に行く前にリーダーに相談しようと考えましたが、リーダーは忙しそうな様子です。そこで、とりあえず手短に報告をしようと考え、

「点滴の違和感を訴えている患者さんがいますが、腫れてはいないので漏れてはいないようです。帰ってきてから対応します」

とだけ伝えました。

あきさんは、Bさんと手術室から戻り、術後の観察を終わらせてから、Aさんを訪室しました。逆血の確認をしようと考えていましたが、見ると刺入部が大きく腫れており、抗がん剤の血管外漏出を発見しました。

 ## あきさんの振り返り

▶ **どう考えて行動した？**

Aさんの抗がん剤投与がBさんの手術室への迎えと重なってしまい、忙しさもあって、刺入部の違和感に関しては、「腫れていないから大丈夫」と自己判断をしてしまいました。もし針の入れ替えが必要になったら時間がかかってしまい、手術室への迎えに遅れそうだという思いもありました。

リーダーも忙しそうだったので、とりあえず刺入部に違和感があるということだけ報告したのですが、リーダーからも特に確認されなかったため、大丈夫だと思い、そのままにしてしまいました。

▶ **どうすればよかった？**

多重業務になっていたため、普段は行っている点滴の逆血確認を怠ってしまいました。そのときに、針の入れ替えをすることになると、時間がかかって手術室へ行くのが遅くなってしまいそうだと、リーダーに伝えるべきでした。

はじめての抗がん剤投与で不安を抱えていること、多重業務となってしまい困っていること、そして具体的に誰に起こったことなのかを伝えたうえで報連相ができればよかったと思います。

患者Aさんの状態・思い

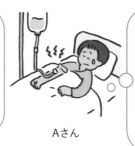

状態

● 抗がん剤の血管外漏出が起こった場合、効果的な治療が行えず、薬剤によっては組織の壊死に至る場合があるため、早急に対応する必要がある。

Aさん

思い

抗がん剤を投与しているところに違和感があるのは、大丈夫なのかな？ 痛いような気もするし、心配だな。しかも、後で確認すると言っていたのに、そのあと誰も来ない。私のことはどうでもいいってことかしら？ こんなに放っておかれるなんて、どうしよう。

✎ 先輩からのフィードバック

　はじめての抗がん剤の投与管理と手術迎えが重なり、多重業務となったことは大変でしたね。結果として抗がん剤の血管外漏出を起こしてしまい、Aさんにも不安な思いをさせてしまいました。

　振り返りのとおり、リーダーに報告をする際、自分の置かれている状況をもっと具体的に伝えることができていれば、抗がん剤の血管外漏出は防ぐことができたと考えられます。

　具体的には、以下のような改善点が挙げられます。

❶まず、報連相（報告・連絡・相談、p.13）のどれなのか、意思表示してから話を始めましょう。聞く側も、求められているアドバイスや指示を伝えやすくなります。

❷主語・述語をはっきりさせ、現在の状況を正確に報告しましょう。

❸ SBAR（p.16）などの報告ツールを使用して明瞭簡潔に伝えることを意識しましょう。

+α　可能であれば、そこに自分の考えを添えられると GOOD！　自分の考えを添えることによって先輩の考えと比較できるため、今後の成長につながります。

　これをふまえて、報告の練習をしてみましょう。

● 報告の例

「報告と相談❶です。

これからBさんを迎えに手術室へ行こうと思うのですが❸S、Aさんが点滴の刺入部の違和感を訴えています❷。

Aさんはいま、パクリタキセルの点滴を投与中で、刺入部の膨隆などはないのですが、逆血の確認はできていません❸B。

手術室にも呼ばれており、点滴の入れ替えになった場合、入れ替えている余裕がなくどちらを優先して対応すべきかわからないため❸A、相談したいです❸R」

● リーダーの答え

> わかりました。壊死性の抗がん剤ですから、腫れていなくても血管外漏出
> していると大変です。点滴の入れ替えが必要になるかもしれないので、A
> さんのほうは私が対応しておきます。Bさんのお迎えに行ってください。

　このように、リーダーがAさんの刺入部を確認しに行っていれば、逆血のないことに気づき、主治医に報告して、主治医が点滴の入れ替えを行うことで、血管外漏出を防ぐことができたかもしれません。

　正しく報連相することは、患者さんの安全につながります。

● 血管外漏出の観察のポイント

　まず、血管外漏出を防ぐためには、適切な静脈路を確保することが重要です。

　理想的な部位としては、前腕、手背や手関節、前肘窩の、太くやわらかい弾力のある血管[1]とされています。適切な部位に静脈路が確保できているかを確認したうえで、投与血管の血管外漏出のリスクを念頭に置き、患者さんの訴えと客観的な症状を観察し、アセスメントを行う必要があります。

《抗がん剤血管外漏出のアセスメントの指標》[2]

　灼熱感、紅斑、腫脹、浮腫、あるいは違和感の出現と、滴下速度の減少、血液逆流の有無

　今回の事例の場合は、患者さんから、血管外漏出の初期症状である刺入部の違和感の訴えがありました。目に見えて刺入部が腫脹している場合は、多量の抗がん剤が血管外漏出を起こしている状態であると考えられます。上記の初期症状をいかに早く見つけるかが重要です。

[引用文献]
1）日本がん看護学会編：外来がん化学療法看護ガイドライン2014年版, 2014：41.　2）前掲p.45

＼ Message ／

患者さんの状態だけでなく、自分の状況も含めて
正確に報連相しよう

　チームで仕事をする看護師には、報連相が必要不可欠です。正確な報連相ができないと、患者さんの生命の危機につながることがあります。日ごろから正確な情報伝達を意識しましょう。

　正確な情報伝達が行えていない場合は、伝える側と伝えられる側で認識が食い違っていることがあります。正確に伝えるためには、「自分のことを何も知らない人にも伝わるか？」を意識しましょう。「大丈夫だろう」と思い込んでいると、思わぬ事故につながることがあります。

　また、患者さんの安全は、担当の看護師だけで守るものではありません。チームで患者さんを支えていくためには、いま自分ができること・できないことを明確にし、適宜助けを求めていくことも必要です。足りない部分を相互に補うためにも、自分の状況も必ず報告するようにしましょう。

（荒井亮介）

場面 **9**

末梢静脈ルートの再挿入を
失敗してしまいました。

key word ▶ 末梢静脈ルート再挿入

看護師2年目
はるかさん

今日は6人の患者さんを担当します。

Aさんは昨日まで発熱を繰り返していたため、今日は清潔ケアを実施します。ただ、午前中は、入院してくるFさんの対応、他の患者さんの検査や手術出床などがあります。

そこで、忙しくなる前にAさんの清潔ケアを始められるよう、朝の申し送り終了後はすぐに準備をしてAさんのもとに向かおうと考えています。

● 担当する患者さんとスケジュール

患者さん	年齢	疾患	午前の予定	午後の予定
Aさん	80歳代	消化管穿孔	X線撮影 清拭・陰部洗浄 場面**9**	なし
Bさん	60歳代	腹部大動脈瘤	なし	透析
Cさん	70歳代	狭心症	心臓カテーテル検査	なし
Dさん	50歳代	大腸がん	下剤服用	内視鏡検査
Eさん	40歳代	胆石症	手術	なし
Fさん	60歳代	大動脈狭窄症	入院	CT検査

ここに困った

Aさんの点滴が漏れていたので末梢静脈ルートを再挿入しようとしましたが、うまくできません。まわりの先輩は忙しそうで、私も他の患者さんの検査や手術があるので、時間をおいてから対応してもよいでしょうか。

✐ **先輩より** ▶▶ 点滴の漏れは治療の中断であり、患者さんには状態変化の可能性や生命に影響を及ぼすリスクがあります。すぐに先輩に相談しましょう。

場面9

　はるかさんは、Aさんの清潔ケアを実施しているときに、点滴の漏れを発見しました。そこで、清潔ケア後に、末梢静脈ルートの再挿入を実施しました。しかしAさんはもともと脱水傾向でルートの挿入が難しい状態であり、挿入を2回試みたのですが、できませんでした。

　そこで、はるかさんは点滴をいったん中止し、時間を置いてから再挿入を試みようと考えました。Aさんにも時間を置いて再挿入することを説明し、その場を離れました。

　そのあとは、入院してきたFさんの対応や、他の患者さんの検査や手術時間も重なりました。それぞれ遅延なく対応することができましたが、その間はAさんのもとには行くことができず、点滴は3時間程度中止したままとなってしまいました。他の看護師も忙しい時間帯であったため、誰にも相談していませんでした。

　昼食の時間帯になり、他の業務が落ち着いたので、はるかさんはAさんのもとに行き、急いで末梢静脈ルートの再挿入を試みました。しかし、結局挿入はできず、定時の抗菌薬投与ができない状態となってしまいました。

　そのため、はるかさんはリーダーに相談し、リーダーから、手の空いているスタッフにAさんの末梢静脈ルート挿入を依頼しました。抗菌薬についてはリーダーが医師に確認し、投与時間を変更して実施することとなりました。

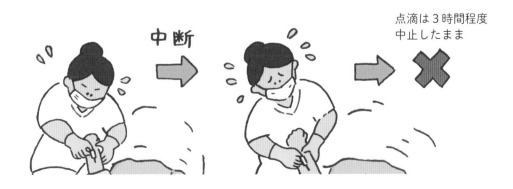

点滴は3時間程度
中止したまま

中断

はるかさんの振り返り

▶ **どう考えて行動した？**

末梢静脈ルートの再挿入ができなかったとき、リーダーや先輩に相談しようとしましたが、午前中の忙しい時間帯だったので、先輩に依頼するのは申し訳ないと思って、自分で何とかしようと思いました。時間を空ければ自分で対応できると考えました。

▶ **どうすればよかった？**

時間が経っても、Aさんは脱水傾向のために末梢静脈ルートの挿入が難しい状況でした。

点滴が漏れてからだいぶ時間が経ってしまったので、Aさんの状態を考えると、早く点滴を再開する必要があったと思いました。もっと早くリーダーに相談すればよかったです。

患者Aさんの状態・思い

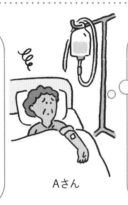

状態

● 脱水傾向であるため、末梢静脈ルートの再挿入が難しく、点滴の中止が長引くことで脱水が悪化する恐れがある。
● 発熱を繰り返しており、定時の抗菌薬投与が実施できないことで、炎症が再燃するリスクがある。

Aさん

思い

看護師さん、忙しそうだけれど、いつになったら点滴を入れてくれるんだろう。点滴の処置は痛いから、失敗はしてほしくないわ。

担当の看護師さん、2回も失敗してしまい、他の看護師さんが対応してくれたほうがいいんじゃないかな。でも、そんなこと私からは言えない。点滴が投与されないままで大丈夫なのかな。

✎ 先輩からのフィードバック

今回は、Aさんにはきちんと説明し了承を得ていたため、待ってもらうことができました。また、さいわいにも状態の変化には至りませんでした。しかし、Aさんの病状からは、状態変化の可能性や生命に影響を及ぼすリスクがあったと考えられます。

先輩が忙しそうだからと相談を躊躇してしまいましたが、**相談のタイミング**と、**患者さんにとっての重要性をどう先輩に伝えるか**を振り返ってみましょう。

Aさんの病状を考えると、末梢静脈ルートの再挿入は重要度が高く、迅速に対応が必要な処置であったと考えられます。最初に挿入できなかった時点で、以下のように相談する必要があったと推察できます。

●相談のしかた（例）

> Aさんの末梢点滴が漏れてしまいました。自分で挿入をしたのですが、脱水傾向のため挿入が難しく失敗してしまいました。末梢静脈ルートの挿入をお願いできますか。
> Aさんは絶食中で持続点滴をしています。定時の抗菌薬も投与しているので対応は早いほうがよいと思い、相談しました。

このように、患者さんの病状や治療もふまえたうえで説明すると、相談された先輩も重要性を理解し、協力してくれるはずです。

\ Message /

患者さんの病態や治療に影響のあることは、躊躇せず先輩に相談しよう

看護師側の忙しさではなく、患者さんを優先しましょう。臨床では、患者さんよりも医師や他の看護師に気を使い、相談を躊躇して、患者さんがあと回しになっている場面がたびたび見受けられます。特に迅速に対応が必要な場合は、ためらわず相談することが大切です。

また、処置などの対応を依頼するときは、SBAR（p.16）を活用し、患者さんの状態をふまえたうえで、「なぜその対応が必要か」を説明して協力を要請しましょう。

（二瓶友美）

場面別

① スケジュールの再調整

② 他のスタッフへの協力依頼

③ 多重業務の優先順位

場面 10 人工呼吸器アラームの対応方法がわからず、相談できる先輩もいません。

key word ▶ 人工呼吸器 ／ アラーム対応

> 今日は、気管切開で人工呼吸器を装着している患者さんを担当します。人工呼吸器管理はまだ慣れていないので、チームの先輩にフォローしてもらいます。

看護師2年目
あきさん

● 担当する患者さんの情報

- A さん、80 歳代、男性
- クモ膜下出血で手術（クリッピング術）後
- 意識障害が残っている（GCS E2VTM4）
- 呼吸障害があるため気管切開しており、人工呼吸器で補助換気している
- ADL は全介助
- 重症者として個室管理をしている

*ADL：activities of daily living、日常生活動作

ここに困った

人工呼吸器のアラームが鳴っていますが、不慣れで対応方法がわかりません。先輩は他の患者さんの対応中で、他に聞ける人もいません。バイタルサインは状態変化を疑う数値ではないので、先輩を待っていてもよいでしょうか。

✎ 先輩より ▶▶ 人工呼吸器の異常は、状態変化につながります。他のチームの先輩でもよいので、すぐに相談してください。困ったときは、チームに関係なく、一緒に勤務しているスタッフみんなで協力し合いましょう。

場面10　あきさんは、Aさんの人工呼吸器のアラームが点灯していることに気づきましたが、見慣れない表示が出ており、対応方法がわかりません。バイタルサインを測定してみると、状態変化を疑う数値ではないようです。

フォローの先輩は、他の患者さんの対応をしています。終わるのを待ってみましたが、時間がかかっているため、他に対応を頼めそうな人を探しました。しかし、同期と1年目の後輩しか見当たりません。

やがて、病棟師長がアラーム点灯の継続に気づき、ベッドサイドに来ました。あきさんが状況を説明すると、師長はあきさんと一緒に、Aさんと人工呼吸器の確認を行いました。しかし、アラームの原因は解決できなかったため、師長が他のチームの看護師に相談し、アラームの対応をしてもらいました。

あきさんの振り返り

▶ どう考えて行動した？

人工呼吸器という生命維持装置を装着したAさんを担当し、何が原因でアラームが点灯しているのか見当もつかず、パニックに陥りました。

フォローの先輩は他の患者さんの対応が終わらず、同期も人工呼吸器管理は未経験だったので、他に相談できそうな人も見つからず、ひたすら先輩を待ちました。

アラームが鳴りやまないので、このまま急変したらどうしようと不安でいっぱいでした。

▶ どうすればよかった？

師長さんが対応してくれるなんて、考えたことがありませんでした。困ったときは、師長さんに相談してもよいのだとあらためて思いました。

また、対応してくれた他のチームの先輩は、外来勤務が長く異動してきたばかりだったので、人工呼吸器に対応してもらえるとは思いませんでした。先入観にとらわれず、先輩としての経験をもっと頼るべきでした。

そして、他の患者さんの対応をしていた先輩をただ待つのではなく、状況だけでも伝えればよかったと思いました。

患者Aさんの状態

状態

- 気管切開をしており意識障害があるため、呼吸困難が生じても自分で訴えることはできない。
- 人工呼吸器による補助換気が中断されれば、生命に危険が及ぶ可能性がある。
- バイタルサインに変化はないが、意識状態の悪化や痰の貯留などにより、呼吸の減弱や換気量低下につながる恐れがある。

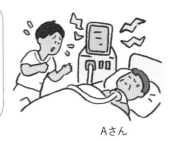

Aさん

✎ 先輩からのフィードバック

人工呼吸器のアラームが鳴っている状況で、対応方法がわからないながらも、Aさんのそばを離れず、観察ができたのはとてもよかったと思います。

ただ、人工呼吸器は生命維持装置でもあり、異常が起これば状態変化に直結します。緊急の際は先輩に声をかけることをためらわず、迅速に相談しましょう。フォローの先輩にも話を聞いたところ、「すぐに声をかけてくれればよかった」との発言がみられました。

●フォローの先輩より

人工呼吸器のアラームが聞こえましたが、自分も患者さんの対応をしていたので、あきさんがアラームの対応方法がわからず困っていたことまでは気がつきませんでした。まったく対応できない状況ではなかったので、声をかけて教えてくれればよかったと思います。
フォローの担当としては、あきさんが自分では対応できない場合はどうしたらよいのかを、事前に具体的に説明しておけばよかったです。

また、今回のように、フォローの先輩が他の対応に追われている場合は、チームに関係なく、他の先輩に相談しましょう。「人工呼吸器のアラームがわからなくて、対応に困っています。一緒にみてください」と言われれば、誰でも対応してくれるはずです。

異動したばかりの先輩であっても、いろいろな技術や経験をもっています。部署や経験にこだわらず、わからないことは何でも先輩に聞いてみましょう。

Step Up

「わからないことを質問・相談する相手は先輩だ」と考えるかもしれません。しかし、先輩も業務をしており、タイミングによっては対応が難しいこともあります。そんなときは、同期や後輩に相談することも方法の1つです。すぐに疑問や問題は解決できないかもしれませんが、相談することでヒントが見つかるかもしれません。

今回のような状況では、「人工呼吸器の対応に困っているから助けてほしいと、他のチームの先輩に伝えてきて」と頼むなど、協力してもらえることもあるでしょう。

● 人工呼吸器アラーム対応の基本

人工呼吸器のアラームが鳴ったら、まずは、ベッドサイドに行き、患者さんの安全を確保しましょう。

《人工呼吸器のアラームが鳴ったらすること》

①患者さんの状態を観察：
酸素化・換気を十分に観察する

②アラームが鳴った原因を確認：
人工呼吸器モニターに点灯アラームの内容が表示される

③アラームの原因に対処：
原因が不明または原因が解決できない場合は、すぐにリーダーに報告する（状況によっては、医師への報告が必要）

アラームの原因が解決され、患者さんに異常がないことを確認してからベッドサイドを離れましょう。

アラームの原因を解明しないまま、アラームを解除してはいけません。

対応方法は、アラームの原因により異なります。

《人工呼吸器のアラームの原因》

①患者さんの呼吸状態に起因するもの

②回路の問題

③機械側の要因

④アラーム設定の問題

場面10で鳴ったアラームの原因は②で、「キュベットセンサー」でした。

人工呼吸器回路に取りつけるキュベット内が汚染されている場合などは、CO_2 センサーが適切に作動せず、アラームが鳴ることがあります。その場合はキュベットを洗浄するか、新しいキュベットに取り換える必要があります。

場面10のAさんは痰の量が多かったため、キュベット内に痰が付着していました。そのため、キュベットを洗浄することでアラームは解除されました。Aさんの呼吸状態に異常はみられませんでした。

\ Message /

慣れない業務は、フォローの先輩だけでなく、スタッフ全員と情報を共有しておこう

慣れない業務を担当する場合は、フォローの先輩としっかりブリーフィング（事前確認）を行いましょう。気をつけるポイント、どのようなアラームが鳴る可能性があるのかなど、起こりうる事態を予測し、とるべき行動を事前に確認しておくことが大切です。

また、フォローの先輩がいつでも対応できるとは限りません。先輩が不在のときの対応も具体的に確認しておきましょう。

そして、フォローの先輩だけでなく、勤務するスタッフ全員と情報を共有しておくことも大切です。スタッフ全員でフォローしやすい体制を整えることにもつながります。

（黒木優紀）

場面 11 せん妄で興奮状態の患者さんに、1人で対応しきれません。

key word ▶ せん妄／夜勤／自己抜去

看護師2年目
なつきさん

今日は、夜勤で手術後の患者さんを担当します。
ラウンドの時間になり、先輩も、他の患者さんのところに
ラウンドに行きました。

● 担当する患者さんの情報

- Aさん、80歳代、男性
- 総胆管結石、胆管炎と診断され緊急入院したばかり
- 緊急でERCPを行い、ENBDチューブを留置した
- もともとADLは自立しており、認知症なし
- ERCPでは鎮静剤を使用している
- 術後2時間は安静指示が出ている
- 帰室して2時間は経過したが、ずっと眠っていた
- 末梢静脈ルートやドレーンの認識があるのか不明であったため、予防的に離床センサーを使用していた

*ERCP：endoscopic retrograde cholangiopancreatography、内視鏡的逆行性胆管膵管造影
*ENBD：endoscopic nasobiliary drainage、内視鏡的経鼻胆道ドレナージ

ここに困った

夜間にナースコールがあり訪室すると、手術後のAさんが立ち上がっていました。あわてて制止しましたが、Aさんは興奮状態です。夜間なので、大声で助けを呼ぶこともできません。どうしたらよいでしょうか。

✐ **先輩より** ▶▶ 夜間帯の応援要請は、ナースコールを押して知らせるか、他の看護師が携帯している院内PHSなどに直接連絡して呼び出しましょう。

ナースコールの作動は、離床センサーによるものであり、Aさんには、なつきさんの言葉は届いていない様子で、せん妄状態でした。

手術後のAさんには、末梢静脈ルートやドレーンが挿入されていましたが、末梢静脈ルートはすでに自己抜去されて出血がみられ、ドレーンは引っ張られていにも抜けそうな状況です。

先輩もラウンドに行っている時間であり、なつきさんは大声で助けを呼ぶこともできずに困っていましたが、制止すると、Aさんは興奮状態になりました。

患者さんは「トイレに行く」と言っており、なつきさんは制止することができなかったので、転倒するのではないかと心配しながら、介助を行いました。

なつきさんの振り返り

▶ どう考えて行動した？

末梢静脈ルートを自己抜去し出血していたので、止血が必要だと思いました。しかし、Aさんに触ると拒否されたので、どうしたらよいか困ってしまいました。

危険なのでベッドに戻り横になるよう説明しましたが、せん妄のため、まったく耳に入らない様子で、興奮する一方でした。

ドレーンが抜けるリスクと、転倒するリスクもあったので、応援を呼びたかったのですが、患者さんを支えているので手が離せず、ナースコールに手が届きませんでした。

夜間なので大声で呼ぶこともできず、誰か早く気づいて来てほしいと思いながら、1人で対応するしかありませんでした。

▶ どうすればよかった？

せん妄の対応はあまり経験がなく、Aさんの興奮が強くなったのであわててしまいましたが、落ち着いて対応ができればよかったです。

Aさんは「トイレに行く」と言うので、ふらつきが強く、転倒するのではないかと心配でしたが、トイレに付き添いました。排泄後は落ち着いたので、トイレに行きたいという患者さんの欲求に早く気づくべきだったと思いました。

ドレーンが抜けないように、転倒しないようにと、危険を回避することに必死で、患者さんの訴えに寄り添い、対応を考えることができませんでした。私の必死な対応が、せん妄を助長させた一因だったと思います。

患者Aさんの状態・思いと、看護師なつきさんのリスク

状態

- 手術直後は意識がない状態のまま病室で寝ており、末梢静脈ルートやドレーンが入っていることも認識していない。
- 薬剤の影響や手術部位の疼痛によりせん妄が引き起こされている可能性があり、手術後であること、入院していることが認識できていない。末梢静脈ルートを自己抜去し出血しても、気づいていない。
- ドレーンも自己抜去した場合、創部の出血だけでなく、ドレナージできないことによる病状の悪化や、感染のリスクがある。また、再手術が必要となり、さらなる侵襲が加わる可能性もある。
- 麻酔の影響により歩行はかなり不安定な状態で、転倒する危険性が高い。

思い

トイレに行こうと立ち上がったら、若い女に横になるように指示されて、とても不愉快だ。トイレに行くのは自由だろう。そもそもお前は誰なんだ、失礼なやつだな。
危ないと言われたが、そんなことはない。何が危ないんだ、俺に触らないでくれ。

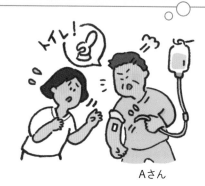

Aさん

なつきさんのリスク

- せん妄で興奮状態の患者さんに1人で対応することで、けがをする危険性がある。

✎ 先輩からのフィードバック

　ドレーン抜去によるリスクの視点からは、安静が必要と考えたことはよいと思います。しかし、Aさんが立ち上がった行動には、理由があるはずです。このケースではトイレに行きたいという欲求でしたね。

　せん妄による興奮状態は、欲求が満たされれば落ち着くことが多いです。安全に欲求を満たす方法を考えましょう。

　末梢静脈ルートの自己抜去後は、止血確認が必要です。患者さんの状態によっては止血が困難なこともあるので、すみやかに止血しましょう。

　ドレーンは、予定外抜去により十分なドレナージができなくなることで、状態変化を引き起こす可能性があります。特に手術直後は影響が大きいです。固定が不十分な状態で患者さんを1人で介助すると、抜去のリスクが高まります。せん妄で興奮状態にあるため、複数人で安全を確保しながら介助する必要がありました。

　自分の置かれた状況を伝える手段として、ナースコールや、携帯している院内PHSなどを活用しましょう。

　「〇号室の△△さんのところに大至急来てください。せん妄を引き起こして興奮しています」と言えば、すぐに駆けつけてくれるはずです。

病室のナースコールに手が届かない場合でも、離床センサーやトイレ内のナースコールで知らせることもできます。

夜勤では、スタッフ同士で 院内PHSの番号などを確認しておこう

せん妄・興奮状態にある患者さんを1人で静止しようとすることは、看護師にも危険を伴うことがあります。ナースコールや声を出すことで、その場で応援を呼びましょう。

今回のように、それができない場合は、携帯している院内PHSなどで病棟に直接連絡するという手段もあります。

また、夜間は看護師の人数が少ないため、あらかじめ夜勤のスタッフ同士で携帯しているPHSなどの番号を確認しておくとよいでしょう。近くに相談できる先輩がいない場合や応援を要請したい場合に、直接連絡することが可能になります。特に夜間帯は、静かな病棟内を走り回るわけにはいきません。

(黒木優紀)

場面 12 **帰宅欲求が強い認知症患者さん
の対応中に、ナースコールで
トイレ介助を頼まれました。**

key word ▶ 認知症 / 離院 / 夜勤 / 多重業務

看護師2年目
あきさん

今日は夜勤で、認知症のあるAさん、車椅子介助が必要なBさんを
担当します。
Aさんには、強い帰宅欲求がみられます。

●担当する患者さんの情報

Aさん 90歳代 女性	・白内障、入院2日目（手術当日） ・認知症があり施設入所中 ・手術のために入院していることは理解しているが、入院したときから BPSD がみられ、帰宅したいという欲求が強い　場面12 ・入院後も自分の部屋をまちがえてしまうなどの行動がみられた
Bさん 70歳代 女性	・変形性膝関節症、入院3日目（術後1病日目） ・認知機能に問題はない ・痛みがあるため移動は車椅子を使用しており、排泄行動に時間を要する

＊BPSD：behavioral and psychological symptoms of dementia、認知症に伴う行動・心理症状

ここに困った

夜間、認知症で「家に帰る」と言っているAさんの対応中に、Bさんからナースコールがありました。先輩は仮眠中なので、Aさんにはその場で待っていてもらってもよいでしょうか。

✐ 先輩より ▶▶ Aさんのそばを離れると、離院する可能性があります。仮眠中であっても先輩に相談しましょう。

場面12　　あきさんは、午前4時ごろ、Aさんが荷物をまとめてエレベーターホールに座っているのを見つけました。Aさんが「私はもう帰ります」と言うため、まだ退院できないことを説明し、帰室を促しました。しかし、Aさんは「大丈夫よ。帰れ

ますから。もうすぐ息子が迎えに来るからここで待っているわ」と応じず、その場を動きませんでした。

　Aさんに危険行動はなく、先輩もあと30分ほどで仮眠から戻るため、あきさんは、「少し一緒に待ちましょうか」と、そのままそばで付き添っていました。

　しばらくして、Bさんから「トイレに行きたい」とナースコールがありました。Bさんには、車椅子介助が必要です。

　あきさんはAさんに、「すぐに戻るので、このまま待っていてくださいね」と伝え、Bさんの介助に向かいました。5分ほどで終え、エレベーターホールに戻ってくると、Aさんはいません。

　仮眠から戻った先輩に状況を伝え、Aさんの捜索に向かいました。さいわい、守衛が正面玄関にいるAさんに気づき、声をかけて引き留めていました。

　あきさんがAさんを探している30分程度の間は、先輩が1人で病棟の対応をしていました。

 ## あきさんの振り返り

▶ どう考えて行動した？

　Aさんは認知症ではありましたが危険行動はなく、その場を動く様子もなかったので、心配しながらも「少しくらい離れても大丈夫だろう」と過信してしまいました。以前も同じようなことがあったのですが、少しの間は、そばを離れても問題がなかったからです。

　先輩の仮眠ももうすぐ終わるころだったので、わざわざ起こしに行くのも……とためらってしまいました。

▶ どうすればよかった？

　いま思えば、認知症があり、帰宅の欲求が強い患者さんだったため、エレベーターに乗ってしまうことは予測がついたと思います。少しの間でも離れないほうがよかったですし、患者さんの危険を伴うような多重業務の場面では、先輩に気を使ったり、面倒だと思ったりしないで、声をかけるべきだったと思います。

患者Aさんの状態・思い

状態		思い
● 認知症のBPSDにより帰宅欲求が強まっている。 ● 転倒の恐れだけではなく、離院してしまった場合は、事故に遭ったり、行方不明になったりする可能性がある。	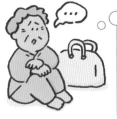 Aさん	私は元気だから早く家に帰りたいのに、どうして帰らせてくれないの？　ずっと「待て、待て」と言って、待たせてばかりじゃない。大丈夫よ、私は1人で帰れますから。とにかく、早く家に帰らせてちょうだい。どうして、私の気持ちをわかってくれないの？

✎ 先輩からのフィードバック

　Aさんの帰宅したい気持ちを否定せずに、「一緒に待ちましょうか」と寄り添った行動がとれたことは、Aさんにとっても心強かったと思います。

　認知症のBPSDや、入院・手術に伴うストレス・不安により帰宅欲求が強まることは、しばしばみられます。帰宅欲求は不安への対処行動であるため、否定せずに、時間をかけて寄り添ったケアが必要となります。

　一方で、「大丈夫だろう」と過信してそばを離れてしまったことは、改善の必要があります。一見して危険な行動がなさそうな患者さんでも、突発的に危険な行動をとる可能性があります。

　先輩がもうすぐ仮眠から戻ってくるタイミングでしたが、すぐに先輩に声をかけられたらよかったです。その際は「Aさんが離院する危険があるため、そばを離れるのが不安です」とはっきり伝えて、危機感を共有しましょう。**「仮眠中」も「仕事中」ですから、不安なときは、迷わず相談することが大切です。**

　今回のように、**その場から離れることで危険が生じる場面では、患者さんを見守りながら、応援を呼ぶ必要があります。**特に夜間は看護師の人数が少ないため、院内PHSを携帯するなど、常に連絡が取り合えるようにしましょう。スタッフ間でよくコミュニケーションをとり、連携して取り組むことが重要です。

＼ Message ／

少しでも心配なときは、無理をしない勇気をもとう

　「ちょっと心配」「ちょっと気になる」は看護師にとって重要なサインです。そんなときは、立ち止まって、「やっぱりやめておこう」という勇気も必要です。自分の感覚を信じることも大切です。

　日々、業務をしているなかでは、今回のように「こんなことで……」と先輩への相談をためらってしまうこともあるかもしれません。しかし、ちょっとした"不安の種"は思わぬ大きな事態を招くこともあります。「聞くは一時の恥、聞かぬは一生の恥」というように、自分で判断が難しく心配なときは、たとえ先輩が仮眠中であっても、相談するようにしましょう。先輩も、その勇気ある行動を望んでいます。

（白戸信行）

場面 13　深夜のおむつ交換中に、離床センサーのナースコールが鳴りました。

key word ▶ 夜間のナースコール ／ 排泄ケア ／ 転倒・転落 ／ 多重業務

看護師 2 年目
はるかさん

今日は夜勤で、メンバーは、リーダーと 5 年目の先輩の 3 人です。
ADL に一部介助が必要でおむつを着用している A さん、行動観察が
必要で離床センサーを使用している B さんを担当します。
午前 2 時、リーダーが休憩に入り、先輩と私は、それぞれラウンド
に行きました。

● 担当する患者さんの情報

A さん 70 歳代 女性	• 誤嚥性肺炎で入院中 • 症状は軽快しており、現在は退院調整中 • 長期入院による筋力低下があり、車椅子は一部介助で移乗している • ナースコールを自分で押すことができる • 日中はトイレで排泄するが、夜間は眠ると失禁してしまう
B さん 80 歳代 男性	• 胃がん精査目的で入院中 • 歩行時にふらつきがある • ナースコールを押せることもあるが、1 人で行動してしまうことがあるため、離床センサーを設置中 • 入眠前に向精神薬を服用している

ここに困った

夜間のラウンドで、多量の便が出て気持ち悪いと訴える A さんのお
むつ交換をしようとしたとき、B さんからのナースコールが鳴りまし
た。おむつ交換を中断して対応してもよいのでしょうか。

✎ 先輩より ▶▶ 夜間のナースコールは、急変や転倒・転落につながる可能性があるた
め、優先して対応しましょう。

場面13　　はるかさんが訪室すると、Aさんが、「さっき便が出て気持ち悪いから、おむつを交換してくれる？」と言いました。おむつの中を確認すると、多量の軟便が出ています。

　　はるかさんが、おむつ交換をしようとした際、ナースコールが鳴りました。Bさんからのナースコールで、しばらく鳴り止みません。

　　はるかさんは、「ナースコールの対応をしてから交換しますね。すみません」とAさんに謝罪し、退室し、Bさんのところへ行きました。

　　Bさんは、トイレに行こうとしてベッドサイドに座っており、離床センサーが作動していました。はるかさんは、Bさんのトイレ介助を終えてから、急いでAさんのもとへ戻りました。

はるかさんの振り返り

▶ どう考えて行動した？

　ナースコールがしばらく鳴り止まなかったので、先輩も患者さんの対応中かもしれないと思いました。また、Bさんの転倒・転落につながるかもしれないと考え、時間のかかるおむつ交換を始めるより、ナースコールの対応が優先であると考えました。そのため、早くAさんのおむつ交換をしてあげたいという気持ちを抑え、Bさんのところに向かいました。

▶ どうすればよかった？

　ナースコールを優先したことで、転倒・転落が起きなかったことはよかったと思います。しかし、Aさんの不快な気持ちと、おむつを早く交換してほしいという要望に対応できず、嫌な気持ちにさせてしまいました。このようなことは今後も十分起こりうるため、他スタッフとのコミュニケーションをとることが大切だとあらためて感じました。

患者Aさんの状態・思いと、Bさんのリスク

状態
- おむつ内に多量の便失禁をしていることで、皮膚トラブル（浸軟、発赤、びらん、皮膚損傷）やIAD（incontinence associated dermatitis：失禁関連皮膚炎）の発生リスクが高まっている。

思い

うーん、気持ち悪いな。それに、漏れないか心配だから早くおむつ交換してほしかったけど、ナースコールが止まらなくて、看護師さん行っちゃった……。夜は看護師さんの人数が少ないのはわかるけど、早く戻ってこないかな。

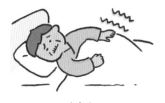

Aさん

Bさんのリスク
- 歩行時にふらつきがあるため、トイレに行くときはナースコールを押すように説明しているが、1人で行動してしまうため、離床センサーを設置している。
- 就寝前に向精神薬を内服しているため、夜間帯は特にふらつきが強くなり、転倒リスクが高い。

✎ 先輩からのフィードバック

　看護師の人数が少ない夜間は、こうした状況はよく起こります。

　今回、Ａさんの不快感や、皮膚トラブルの心配はありましたが、ナースコールが鳴り止まなかったことから、Ｂさんの転倒・転落の可能性が高いと考え、ナースコールを優先して対応したことはよかったと思います。

　課題としては、このような状況をつくらないことです。ラウンドの時間は決まっていることが多いのですが、看護師はラウンドだけではなく、処置や検温などをしなければならない場合もあります。**同じ時間に、それぞれが時間のかかる対応を行っていると、ナースコールの対応がタイムリーにできなくなってしまいます。**

　おむつ交換は中断しにくい業務であるため、ラウンド前に、先輩と時間調整や役割分担をしておくとよいです。ラウンド直前だと、先輩が不在で調整もできない可能性があるため、余裕をもって、ラウンド時間の 15 〜 30 分前までには相談をしておくようにしましょう。

　介助が必要な患者さんの排泄ケアは、1 人で行うより、2 人で行ったほうが時間を短縮でき、自分の負担も少なくなります。

●先輩への声のかけかたの例①

> （1 時 30 分に）
> 「2 時のラウンドのときですが、〇号室に介助が必要な患者さんがいます。おむつ交換が必要なときは手伝っていただきたいので、ナースコールを押してもいいですか？」

　他には、ラウンド時間の 30 分前に A さんのおむつ確認の時間をつくることも 1 つの方法です。ラウンド前におむつ確認の時間を確保することで、排泄物が皮膚に触れる時間を少しでも短くすることができ、ラウンド中に他の患者さんの対応が入ってしまっても、多重業務にならず、焦らずに業務をすることができます。

●先輩への声のかけかたの例②

> 「2 時のラウンドの時間調整をお願いします。〇号室に介助が必要な患者さんがいて対応に時間がかかってしまうかもしれないので、先にラウンドに行っていただいてもいいですか？　その間は、私がナースコールに対応します」

　このように、時間調整の依頼や提案、そして何を手伝ってほしいのかを具体的に先輩に伝えましょう。

　夜間の少ない人数で安全に業務が行えるように、役割分担をすることはとても大切なことです。スタッフステーションから離れるときは、スタッフに所在を伝える習慣をつけましょう。どこで何をするか伝えているだけで、何かあったときに探しやすいですし、残ったスタッフも業務がしやすくなります。

① スケジュールの再調整

② 他のスタッフへの協力依頼

③ 多重業務の優先順位

● 排泄ケアのポイント

排泄とは、私たち人間にとって大切な生理現象です。問題なく排泄ができるというのは、以下の動作がすべてできるということです。

《排泄の過程》

①尿意や便意を感じる
②トイレまで行き、ドアを開閉する
③トイレや便器が認識できる
④衣類（下着）を下ろす
⑤便器に上手に座る
⑥排尿、排便をする
⑦後始末ができる
　（おしりを拭く、トイレの水を流す）
⑧衣類を着る
⑨部屋に戻る

これらの動作が1つでもできなければ介助が必要になります。

しかし、他者に自分の排泄行動や排泄物を見られることに抵抗を感じ、恥じらいや申し訳なさ、情けなさなど、さまざまな苦痛の感情を表出するのは当然のことです。

私たち看護師は、このような感情を受け止め、苦痛を感じている患者さんに対して配慮し、尊厳を守ることが求められます。患者さんが申し訳ない気持ちを表現した際は、素直に受け止めることが大切です。

介助が必要な度合いは患者さんによって異なりますが、排泄介助のポイントは同じです。

《排泄介助のポイント》

①自尊心を傷つけない
②自力でできることは本人に任せる
③水分摂取量を制限しない
④排泄サイクルを把握する
⑤プライバシーを確保する
⑥急がせたり責めたりしない

安全・安楽を守りながら、患者さんがゆっくり、すっきり排泄できるように環境を整え、患者さんが「時間がかかっても大丈夫」と思える雰囲気をつくるなど、配慮します。

排泄ケアとは、排泄物の廃棄や、おむつ交換のことだけではなく、その人の残存能力に適した排泄スタイルを見つけ出し、実現するための実践です。

排泄ケアは、タイムリーに行えないと、患者さんが不快な気持ちになるだけではなく、皮膚トラブルの原因にもなります。

特に便失禁の対応は、患者さんのADLや便の性状によっては対応に時間がかかります。リネンや寝衣交換を行うとなるとさらに時間を要し、看護師1人ですべて行うのはとても大変です。

どんなに工夫をしても、現実では、予定どおり行かないこともあります。排泄ケアの途中でナースコールが鳴ってしまった場合は、ナースコール対応の応援要請をしたうえで、中断せずに最後までケアをしましょう。排泄ケアは患者さんの羞恥心が伴います。ケアを中断されたまま待つ患者さんの気持ちを考えることが大切です。

おむつ交換中にその場を離れなければいけない場合は、**患者さんに謝罪し、どのくらいの時間で戻るのかを伝えてから、患者さんの衣類を整え、布団をかけて離れる**など、ていねいに対応しましょう。対応が雑になると、クレームや、患者さんの不信感につながります。忙しいときでも、ていねいな対応を心がけましょう。

\ **Message** /

患者さんの尊厳に配慮し、最善の排泄ケアをめざそう

医療現場や介護の現場では、排泄に関して多重業務になった際、「おむつの中にしていいですよ」「おむつをしているから漏れても大丈夫」などと、患者さんに伝えてしまう場面があるようです。

このようなかかわりかたは、患者さんに強い羞恥心を生じさせ、患者さんの尊厳や人権を深く傷つけてしまいます。また、患者さんのQOL（quality of life：生活の質）を損なうことにもつながります。

私たち看護師は、人間としての尊厳および権利を尊重することを忘れてはいけません。QOLを上げることも、看護師の大切な役割です。患者さんとのかかわりのなかで、患者さんが希望する排泄行動は何か、どのようにしたら実施することができるのかを考えましょう。

また、私たち看護師が慣れてしまっている排泄ケアは、患者さんにとって、プライベートな行為であることを今一度考え、患者さんにとって最善の排泄ケアをめざしましょう。

（武田紗也果）

場面 14

食事介助中に、他の患者さんからナースコールでトイレ介助を頼まれました。

key word ▶ 食事介助 ／ 糖尿病 ／ トイレ誘導 ／ 多重業務

看護師2年目
なつきさん

今日は4人部屋の患者さんを2人ずつ担当します。そのうちの1人は午後入院予定です。

101号室のAさんは糖尿病の患者さんで、インスリン皮下注射が必要です。同室のBさんは80歳代、COPD（chronic obstructive pulmonary disease：慢性閉塞性肺疾患）の患者さんで下肢の筋力低下があり、トイレ介助が必要です。

●担当する患者さんの情報

部屋番号	年齢・疾患	情報
101号室 （4人部屋）	Aさん ●70歳代 ●糖尿病 ●認知症（軽度）	●昼食前に速効性のインスリン皮下注射を行い、すぐに食事介助を開始する必要がある ●治療のため間食は禁止されており、各食事をとても楽しみにしているため、食事をセッティングすると急いで食べてしまう ●入院後には食事のときにむせ込みがみられたため、食事介助を行い、口に運ぶペースや飲み込みを確認している
	Bさん ●80歳代 ●COPD	●トイレに行くときには、付き添いとトイレ内の見守りを行う必要がある ●入院時に呼吸困難がありトイレ以外はベッド上で過ごしていたため、下肢の筋力が低下している ●担当するのは今日で3日目で、2日とも昼食が配膳されるころに「トイレに行きたい」とナースコールがあった
103号室 （4人部屋）	Cさん ●40歳代	●昨日入院し、今日午後に内視鏡検査を予定している ●検査前のため、絶飲食で点滴を投与している
	Dさん ●50歳代	●午前中に外来で採血を行い、化学療法の基準値をクリアしていれば午後入院する予定

● 病棟の構造

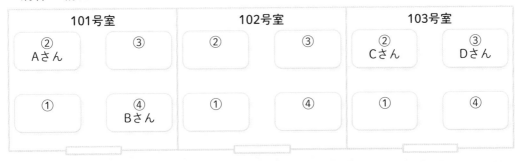

	101号室	
② Aさん	③	

	102号室	
②	③	

	103号室	
② Cさん	③ Dさん	

廊下

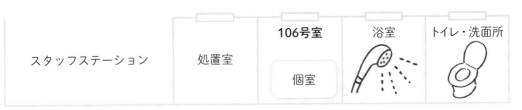

| スタッフステーション | 処置室 | 106号室 個室 | 浴室 | トイレ・洗面所 |

Aさんのベッドは101号室の②、Bさんのベッドは病室の出入り口に近い④です。病室内は、いつもカーテンが引いてあり、カーテンの中に入らないと患者さんの詳細な様子はわかりません。トイレには、101号室からは2部屋分廊下を歩いて向かいます。

ここに困った

インスリン皮下注射実施後のAさんの食事介助中、トイレの付き添いが必要なBさんからナースコールがありました。どちらを先に対応したらよいでしょうか。

✎ 先輩より ▶▶ Aさんには一時食事を中断することを説明し、1人で食べないよう、お膳の位置を変えるなどの対応をしましょう。Bさんには、すぐに行くことを伝え、1人で動かないように説明をしましょう。そのうえで先輩に報告し、指示をもらいましょう。

場面14　病棟の昼食は12時に配膳されます。なつきさんは、「Aさんのインスリン皮下注射と食事介助の間に、Bさんからのナースコールがありそう」と思い、Bさんを12時前にトイレへ誘導することを考えました。

11時30分ごろにBさんのベッドサイドへ行き、「もうすぐお昼ご飯になります。その前にトイレに行きましょう」とトイレに行くことを促しましたが、「いまは行きたくない」と言われ、介助をしませんでした。

　なつきさんは、Ｂさんがトイレに行かなかったことをリーダーに報告しようと考えましたが、リーダーは患者さんの食事確認中で忙しそうでした。先輩も1年目の看護師の指導中で、相談できる雰囲気ではありませんでした。

　11時50分にＡさんのインスリン皮下注射の準備をし、12時にインスリンの皮下注射を実施しました。Ａさんの食事をセッティングし、食事介助を開始しました。「今日は私の好きな魚がある」とＡさんはうれしそうに話し、3口食べたときに、同室のＢさんから「トイレに行きたい」とナースコールがあり、ベッドから降りる音が聞こえてきました。カーテンで仕切られているので、Ｂさんの行動は確認できませんが、「靴はどこかしら」と、声も聞こえてきました。Ｂさんは、看護師が到着する前にトイレに行く準備を1人で始めたようです。

なつきさんの振り返り

▶どう考えて行動した？

　Ａさんは低血糖予防のためにも、インスリン皮下注射と食事開始の時間は守らなくてはと思いました。

　Ｂさんは、トイレへの付き添いとトイレ内の見守りが必要で、転倒予防のためにも十分に時間をとって介助をしたいと考えていました。いつも昼食のころにナースコールがあるので、Ａさんのインスリン皮下注射と食事介助に、Ｂさんのトイレ介助が重なる可能性がありました。

　そこで11時30分にＢさんを誘導しましたが、断られてしまいました。いつもは声をかけるとトイレに行くのに、はじめて断られたため、今日は大丈夫なのかなと思いました。

▶どうすればよかった？

　Ｂさんにトイレを断られたときは、どう説明したらよいかわかりませんでしたが、いつも食事時にトイレに行っていることを伝えて、トイレに誘導しておけばよかったと思いました。トイレに行くことを促している理由を、具体的に説明するべきでした。

　また、Ｂさんがトイレに行っていないので、Ａさんの食事介助中にＢさんが「トイレに行きたい」と言うかもしれないと予測はできていました。しかし、そのことを誰にも報告・相談できなかったので、誰かに相談できていればよかったと思います。

患者Aさん、患者Bさんの状態・思い

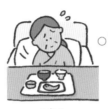

状態
- インスリンの皮下注射を行っているため、低血糖予防のために食事を適切な時間に開始する必要がある。
- 急いで食べてしまい、むせ込みもあるため、食事のスピードや口の中に入れる量など、食事介助中も注意が必要である。

Aさん

思い
（Aさんの食事介助を中断した場合）
食事中はいつも看護師さんがいるのに、いなくなっちゃった。いつも看護師さんはそばにいるだけだから、1人で食べよう。
看護師さん、私の食事の重要さを理解しているのかしら。低血糖になったらどうするのよ。

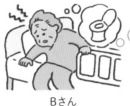

状態
- 自分でトイレに行こうと動き始めているため、転倒の危険性がある。

Bさん

思い
看護師さん、早く来ないかしら。おしっこが漏れてしまう。1人で行こうかしら。今まで、転んだことはないから大丈夫。看護師さんたち、心配性だからね。1人でトイレに行っちゃいけないと言われているから待っているのに。いつまで待たせるのかしら。

✎ 先輩からのフィードバック

　Bさんがいつも昼食のころにトイレに行っていることを把握し、食事介助とトイレ介助が重なりそうであることを予測できたこと、トイレに誘導するための声かけを行ったことはよかったと思います。

　しかし、Bさんに「いまは行きたくない」と言われてしまいましたね。そのようなときには、振り返りのとおり、トイレを促している理由を説明するとよいでしょう。

●Bさんへの説明（例）

「お昼にはいつもトイレに行っていますよ」
「ゆっくり落ち着いて昼食を食べるためにも、トイレに行きましょう」

　トイレに行くことでどのようなメリットがあるのかも含めて、具体的に伝えるのがポイントです。

　また、Bさんが「今はトイレに行きたくない」と言ったことで、なつきさんは、「今日は大丈夫なのかな」と思ったということですが、食事や飲水量などの水分出納を把握し、最終排泄時間を確認することで、客観的なアセスメントが可能となります。

　Bさんの発言が状況と一致しているのかを考え、次のように伝えることができたでしょう。

●Bさんへのアセスメントの説明（例）

「朝から水分を500mLとっています。7時にトイレに行っていますが、4時間空いているので心配です。いまは行きたくないかもしれませんが、一度トイレに行きましょう」

　また、事前の調整も大切です。まず、「Bさんのトイレ介助がAさんの食事介助と重なる可能性があるため、Bさんを昼食前にトイレに誘導する」という**看護計画を、事前にリーダーや先輩と共有しておきましょう。**そうすることで、今回のようにBさんのトイレ誘導ができなかった場合に、他のスタッフにBさんの対応を依頼しやすくなります。

　併せてBさんにも、朝のラウンドや環境整備時に、昼食前にトイレに行く必要性を説明し、あらかじめ約束しておくのもよいでしょう。

　こうした事前調整を行い、計画と結果をリーダーに報告しましょう。特に**計画の理由を共有することで、他者へも重要性が伝わりやすくなります。**

Step Up

　今回は11時30分ごろにトイレ誘導を行っていますが、もう少し早い時間11時ごろに声をかけ、「トイレに行きたくない」と断られたら一度退室し、15〜20分後に再度訪室してみる方法もあります。声をかけたことにより排泄が意識され、「やっぱり、行こうかしら」と言われることもあります。

　Bさんは、いつもはナースコールで看護師を呼び、トイレに行っていますが、この場面では、看護師にトイレに行くことを促されています。**患者さんによっては、説明を理解してもらうまでに時間を要する場合があります。**患者さんに説明する時間も、十分に確保しましょう。

\ Message /

看護計画を活用し、トイレにはいつも同じ時間に誘導できるようにしよう

　今回は、同じ患者さんを数日担当することにより排泄パターンを把握しましたが、はじめて担当する患者さんであっても、患者さんの排泄に関する情報を収集することで、排泄パターンがみえてきます。そのため、担当した患者さんの排泄に関して、きちんと記録に残しておくことも重要です。

　患者さんとも一緒に生活スケジュールを考え、看護計画を活用して、看護師がいつも同じ時間にトイレに誘導できるよう共有しましょう。

　カンファレンスで、患者さんの排泄パターンをふまえ、トイレ誘導の計画追加を提案するのもよいでしょう。担当する看護師が変わっても、いつも同じ時間にトイレに誘導することによって、トイレに行くことが患者さんの生活スケジュールに組み込まれ、排泄がしやすくなります。

（髙木睦子）

場面 15　患者さんが呼吸困難を訴えたとき、同室の患者さんが強い腹痛を訴えました。

key word ▶ 急変／多重業務

看護師 2 年目
あきさん

今日は、観察室の患者さん 2 人を担当します。

術後の患者さんや、緊急入院の患者さんは何度か担当したことがあり、少しずつ自信がついてきました。しかし、状態変化時の対応経験はないので、もし状態が変化した場合は対応できるか心配です。

2 人ともはじめて担当する患者さんなので、情報収集をていねいに行いました。

● 担当する患者さんの情報

A さん 70 歳代 男性	● 大腸がんで腹腔鏡下下行結腸切除術後、1 日目 ● 術後は集中治療センターに入室、状態が安定したため、本日 9 時に消化器センターに戻ってきた ● 硬膜外チューブより鎮痛薬を持続注入中 ● 痛みは NRS 2 ～ 3 で経過。ベッド上での体位変換などによる増強はなく、コントロールできている ● 離床のため、10 時過ぎに術後はじめて自力でゆっくりと 10m 歩行を行った。痛みの増強はなかった
B さん 80 歳代 男性	● 腹痛のため、精査目的で昨日の深夜に緊急入院 ● 食事中止、安静、持続点滴 ● 入院直後に腹痛があり、医師の診察により鎮痛薬を点滴投与したところ、痛みが軽減した ● その後も体動時に疼痛が出現したため、ベッド上で排泄 ● 閉眼し問いかけにうなずく程度で、かなり倦怠感が強い様子

＊NRS：numerical rating scale、数値的評価尺度

ここに困った

Ａさんが呼吸困難を訴えたため、リーダーに報告に行こうとしたところ、同室のＢさんが強い腹痛があると訴えました。２人とも同時に対応が必要だと思うのですが、どうしたらよいでしょうか。

✏ **先輩より** ▶▶ １人で２人の患者さんに同時に対応することはできません。すぐ、リーダーや近くにいる先輩に対応を依頼してください。

場面15　10時30分ごろ、あきさんは、バイタルサイン測定のために観察室を訪室しました。

すると、Ａさんが「苦しい」「息ができない」と、胸を手で押さえ、苦しそうな表情で訴えてきました。

バイタルサインを測定すると、血圧158/90mmHg（7時では126/80mmHg）、脈拍110回/分（7時では78回/分）、呼吸28回/分（7時では18回/分）、SpO_2（saturation of percutaneous oxygen、経皮的動脈血酸素飽和度）92％（7時では98％）でした。リーダーに報告するため、スタッフステーションに戻ろうとすると、今度はＢさんが「おなかが痛い。入院してきたときと同じくらい、とても痛い」と、かなり苦しそうな表情で訴えてきました。

あきさんは１人では対応できないと判断し、リーダーに状況を報告しました。するとリーダーは、他のスタッフを呼び、Ｂさんに強い腹痛が出現していることを医師に連絡するよう伝えました。また、Ａさんは急変の可能性が高いと判断し、リーダー自身が対応すると言いました。

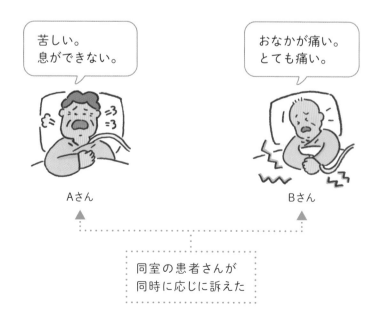

苦しい。
息ができない。

おなかが痛い。
とても痛い。

Aさん　　　　　Bさん

同室の患者さんが
同時に応じに訴えた

あきさんの振り返り

▶ どう考えて行動した？

　Aさんは術後にはじめて歩行し、15〜20分経過したころなので、「苦しい」「息ができない」という訴えの原因として、下肢静脈血栓が生じ、**肺血栓塞栓症**を引き起こした可能性を考えました。10時過ぎの初回歩行直後には呼吸困難を訴えていなかったのに、SpO_2 92%と異常を示しているので、緊急な対応が必要だと思いました。

　同時にBさんも腹痛を訴え、痛みがかなり強いようなので、医師に診察を依頼し、鎮痛薬を投与する必要があると思いました。

　Aさんは、肺血栓塞栓症により酸素化がさらに悪くなり、意識低下につながる恐れがありました。一方で、Bさんも待つことができないほどの痛みのようです。

　私は、このような状況ははじめての経験だったので、1人では対応できず、どうしようか迷いました。

　そこで、リーダーに状態を報告し、一緒に対応してもらうことにしました。

▶ どうすればよかった？

　すぐにリーダーに状況を伝え、対応につながったことはよかったと思っています。しかし、Aさんは、肺血栓塞栓症が疑われ、一刻も早く対応につなげなければなりませんでした。「苦しい」と訴えがあったときに、まずバイタルサインを測定してからリーダーに報告をしましたが、リーダーに報告をしつつ観察をしたほうが、早急な対応につながったと考えます。

患者Aさん、患者Bさんの状態・思い

状態
- 呼吸困難を訴え SpO_2 が92%まで低下しているので、肺血栓塞栓症であれば、さらに呼吸状態が悪化し、意識低下を引き起こす可能性がある。

思い
息ができない、苦しい、早く楽にしてほしい。手術が終わって大丈夫って言われていたのに、何が起きたんだろう？　もしかして死んでしまうんじゃないか？

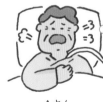
Aさん

状態
- 腹痛の原因は不明だが、痛みが強く、薬剤でのコントロールが必要なことから、イレウス、結石、穿孔、出血、感染、腫瘍、または心血管系の症状なども視野に入れ、観察をしていく必要がある。

思い
隣の人は苦しいって言っているけれど、私もおなかが痛くて、がまんできない。早く痛みをとってほしい。腹痛の原因は、まだわからないと聞いているけれど、こんなに強い痛みがまた起きて、悪いものではないのか不安だ。

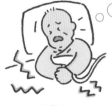
Bさん

●肺血栓塞栓症とは

原因	● 手術による血液凝固亢進、血液うっ滞、静脈損傷や、術後の安静により、下肢の静脈がうっ滞し血栓が生じやすくなる
発症機序	● 術後の離床時に、深部静脈に生じた血栓が遊離し、血流に乗って肺動脈に到達して肺塞栓を起こす
予防方法	● 手術中から弾性ストッキングを着用する ● 間欠的空気圧迫装置を用いることもある

✎ 先輩からのフィードバック

　まず、Aさんについては初回歩行後の呼吸困難、SpO₂低下から肺血栓塞栓症を疑い、観察できたことはよかったです。術後は合併症を意識した観察が重要となります。

　改善点としては、振り返りのとおり、迅速な対応が必要であったため、**バイタルサインを測定すると同時に、他の看護師に応援要請**ができるとよかったです。

　もう1つは、リーダーに伝えるためにスタッフステーションに戻ったことです。Aさんは SpO₂ が92%まで下がり（正常は95%以上）、呼吸状態や意識レベルの低下、さらには心停止につながる可能性がありました。つまり、Aさんのそばを離れている間に、急変する可能性があったのです。この場合はAさんの近くで観察しながら、**ナースコールを使用するか、近くにいる看護師に応援要請をする**とよかったでしょう。

＼ Message ／

タイムリーな報告で、患者さんの苦痛や不安を軽減しよう

　今回は、2人同時に、急変と状態変化が起こりました。このような状況では、まず、リーダーに報告する必要があります。迷ったときや、「いつもと違う」「何か気になる」など、正常と異なると思ったときも同じです。

　そのためにも正常・異常を正確に観察し、異常の場合は、なぜなのかをアセスメントできる必要があります。

　特に、急性期の患者さんでは、急変や状態変化を予測した観察を行うことが重要です。急性期の病棟では、複数の患者さんが同時に急変や状態変化を訴えることもあります。1人では複数の患者さんには対応できないため、タイムリーに報告・連絡・相談を行いましょう。

　早急に対応することは、患者さんの痛みや苦しさを改善し、不安を軽減することにもつながります。スタッフ全員で協力して看護を行っていきましょう。

（松木恵里）

点滴更新の時間に、リーダーから別の業務を依頼されました。

key word ▶ 点滴更新 ／ 輸液ポンプ ／ 多重業務

看護師 2 年目
はるかさん

> 今日は、大部屋の患者さん 6 人に加え、個室に入院予定の患者さんを 1 人担当します。
> A さんと B さんは、10 時に 24 時間投与を行っている点滴を更新する必要があります。D さんと E さんは、1 日 2 回（朝・夕）抗菌薬を投与しています。

● 担当する患者さんとスケジュール

	患者さん	疾患・治療	午前の予定	午後の予定
420号室 （6人部屋）	A さん	悪性リンパ腫 化学療法（骨髄抑制期）	通常は 10 時に点滴更新だが、今日は 11 時に点滴の更新予定、清拭	
	B さん	誤嚥性肺炎 薬物療法 酸素療法	10 時に点滴更新、10 時に輸液ポンプ 50mL/時へ流量を変更する　場面 16 1 時間ごとに吸引、清拭・陰部洗浄	14 時に抗菌薬 床上リハビリ
	C さん	白血病 化学療法		
	D さん	白血病 化学療法	11 時に抗菌薬	
	E さん	悪性リンパ腫 化学療法	11 時に抗菌薬	16 時にシャワー
	F さん	膀胱がん 手術前の血糖コントロール		17 時にシャワー
426号室 （個室）	G さん	悪性リンパ腫の疑い	11 時に入院、採血	

● **患者さんの情報**

Aさん 80歳代 男性	● 骨髄抑制期に伴う悪心・嘔吐によって食欲不振と脱水傾向のため点滴を開始して4日目。悪心・嘔吐は落ち着いてきており、少しずつ食事摂取もできている ● 夜勤明けのスタッフから、深夜帯に末梢静脈留置カテーテルから血管外漏出が起こったため、医師にも承諾を得て、11時に点滴を更新すると申し送りを受けた ● 医師からの新たな点滴指示は、維持液500mL、3本を24時間で、末梢静脈留置カテーテルから投与 ● 昨夜、便秘のために下剤を内服した
Bさん 70歳代 男性	● 誤嚥性肺炎を発症し緊急入院して3日目 ● 絶飲食で、CVCから高カロリー輸液1,000mLを24時間（42mL/時間）、抗菌薬を1日3回（6時、14時、22時）輸液ポンプで投与 ● 今日の10時から50mL/時間に投与量を変更 ● 酸素マスクにより3L/分の酸素投与 ● 湿性咳嗽が継続しており、自己喀痰ができないため、1時間ごとに吸引が必要

＊CVC：central venous catheter、中心静脈カテーテル

ここに困った

AさんとBさんの点滴更新の前に、リーダーから別の業務を依頼されました。他のスタッフは手が空いていないようです。点滴更新は少し遅くなってもよいでしょうか。

✐ **先輩より** ▶▶ リーダーは、仕事の調整や采配を行って、患者さんに安全な看護を提供できるようにしています。1人で悩まずに、小さなことでもリーダーへ報連相（報告・連絡・相談）しましょう。

場面16 　はるかさんは、Bさんの10時の点滴更新に備えて、点滴の準備を9時45分に終了しました。

　その際にリーダーから、10時30分に転院するHさんのケアを、先輩と一緒に行ってほしいと依頼されました。Hさんは四肢に拘縮があり全介助が必要で、ケアの内容は、部分清拭と陰部洗浄、褥瘡の処置、更衣、ストレッチャーへの移乗とのことでした。

　他のスタッフは、手術出床の準備、今日10時に退院する5人の患者さんへの対応、検査の出床と迎えの対応、急変した患者さんの家族対応をしています。

　そのため、はるかさんは、Hさんの転院を終えてからBさんの点滴更新をするしかないと判断し、先輩の手伝いに向かいました。

　しかし、その間にAさんからナースコールがあり、「点滴を替えたらトイレに行きたい」という訴えがありました。同時に、BさんのSpO₂低下によるアラームと、点滴更新による輸液ポンプのアラームも鳴り、他のスタッフが訪室すると、Bさんの口角からは痰が出て、苦しそうにしていました。

 ## はるかさんの振り返り

▶ どう考えて行動した？

　Bさんは10時に点滴の更新があり、投与量の変更が予定されていました。

　しかし、先輩1人でHさんのケアを行っても、10時30分の転院に間に合わないことは理解できました。また、先輩1人でケアすると、Hさんにも苦痛を与えて不利益が生じてしまうと考えました。

　そこで、他のスタッフに点滴更新を依頼したいと思いましたが、余裕のあるスタッフはいないように見えました。

　そのため、このままHさんの転院を終えてからBさんの点滴更新をするしかないと判断しました。

▶ どうすればよかった？

　リーダーに自分の担当する患者さんについて報連相をしておくべきでした。

　また、Aさんには今日だけ11時の点滴更新であることを、朝のあいさつのときに責任をもって説明しておくべきだったと思います。

患者Aさん、患者Bさんの状態・思い

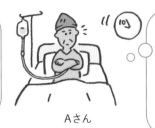

状態
- 深夜帯に点滴が漏れたことで、点滴更新の時間が10時から11時に変更となったが、本人は知らない。

Aさん

思い
看護師さんをわずらわせたくないから、いつもどおり、10時の点滴のためにベッドにいたんだけど、まだ来ない……。点滴を替えてもらったら、すぐにトイレへ行きたい。昨晩に下剤を飲んだから、便意を催してきた。早く来てくれないかな。

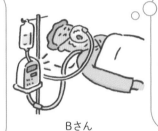

状態
- 窒息の予防と肺炎の改善のために1時間ごとの吸引が必要である。
- 絶飲食のため、点滴の更新時間と指示量を守らないと1日の総量が変動する。
- 今日は点滴の流量変更があるため、正確に行わないとインシデントにつながりかねない。

Bさん

思い
機械のアラームが鳴っているけれど、大丈夫なのか? 痰が出せなくてとても苦しい。誰か来てくれ。勤務交替してすぐこの状態か。今日の担当は気づけない看護師なのかもしれない。

✎ 先輩からのフィードバック

　まず、振り返りのとおり、Aさんには点滴更新時間の変更を伝えておくべきでした。患者さんとの信頼関係を構築し、協力を得ていくためにも、患者さんへの説明と同意は、大切なことです。

　もう1つ重要なのは、Bさんへの安全な看護についてです。吸引を1時間に1回行っているので、朝のあいさつのときに、状態や挿入物を確認し、吸引を実施する必要があります。これにより、点滴準備をしている最中に窒息するリスクを軽減させます。

　次に、点滴の投与です。**薬剤は6Rを確認し、医師の指示どおり正確に投与する必要があります。**とくに、今日は10時の点滴更新とともに、投与量の変更が指示されていました。したがって、点滴の更新を先延ばしにせずに10時に実施するべきでした。

　もし、自分で対応できない場合は、リーダーに相談しましょう。リーダーは、常に状況を把握して、先を見越した対応を考えています。

　看護は1人で行うものではなく、互いに協力し支え合って、相乗効果を出していきます。1人で悩まずに、皆で協力していきましょう。

● 薬剤の6R

Right Patient	正しい患者
Right Drug	正しい薬剤
Right Purpose	正しい目的
Right Dose	正しい用量
Right Route	正しい用法
Right Time	正しい時間

●リーダーの振り返り

- 9時45分の時点で全スタッフが余裕なく、あわただしくなっていました。しかし、10時10分くらいには、手術の出床を終えたスタッフと退院確認を終えたスタッフは手が空くと予測していました。
- はるかさんから担当患者さんについての報告を受けていれば、Hさんのケアをしている途中で、他のスタッフとの交替も考えることができました。ケアに入る前に申し送りをしてもらえれば、リーダーとして、仕事の調整や、優先順位についての助言もしますので、安心して看護に専念してもらえるはずです。
- 今回は、私もHさんのケアを依頼したときに、状況を確認しておけば、点滴更新や輸液ポンプの流量変更を把握できていたと思いました。点滴を更新する際にBさんに吸引が必要であれば、私が吸引を実施しておくこともできましたし、同時に、Hさんを担当しているスタッフには、ケア物品の準備を先に進めてもらうことで、効率を上げることもできました。

\ Message /

仕事に追われていても、患者中心性を忘れずに

　看護師は病棟の状況に合わせて対応していくため、常に多重業務となり、状況判断を求められています。その際には優先順位を考えますが、その判断材料は、正確な状況把握と、適切なアセスメントです。

　今回のような点滴管理では、訪室するごとに、点滴の残量や滴下速度、末梢静脈ルートの刺入部の異常、輸液ポンプの作動状況、患者さんの自覚症状について確認しましょう。

　そして患者さんには、要望の確認や、その日の予定を説明することも大切です。患者さんに安心感を与えることができ、その積み重ねが信頼関係の構築にもつながります。

　スタッフ間においては、小さなことでも情報共有をしておくことで連携が高まり、患者さんも自分も救われることが多々あります。普段から、多職種間で円滑なコミュニケーションを図っておくことで、患者さんの安全を守りましょう。

（小松﨑記妃子）

[参考文献]
日本看護協会：医療安全推進のための標準テキスト. 2013.
https://www.nurse.or.jp/nursing/practice/anzen/pdf/text.pdf（2023.3.20.アクセス）

場面別

① スケジュールの再調整

② 他のスタッフへの協力依頼

③ 多重業務の優先順位

場面 **17**

認知症の患者さんから繰り返しナースコールがあり、他の患者さんの対応ができません。

key word ▶ 認知症 ／ 患者さんの話 ／ 多重業務

看護師2年目
なつきさん

今日担当するAさんはナースコールが多く、大声で「看護師さーん」と繰り返します。特に用事はなく、寂しさや不安によってナースコールを押しているようです。
今日はBさんの看護計画を考えるために、少し時間をかけて話を聴く予定です。

●担当する患者さんの情報

Aさん **70歳代** **女性**	● 認知症の既往あり ● イレウスで入院したが、症状は軽快し退院調整中
Bさん **50歳代** **女性**	● 大腸がんの手術後、抗がん剤治療を続けていたが、腹水と浮腫の増強があり、昨日入院した ● 入院時に医師から、標準治療は難しい段階になったと伝えられた

ここに困った

認知症でナースコールを繰り返すAさんを担当しています。Bさんの話を聴いている途中に、Aさんから大きな声で呼ばれたのですが、Bさんの話を中断してもよいでしょうか。

✐ **先輩より** ▶▶ 1人で抱え込まずにリーダーに相談し、誰かにAさんに付き添ってもらえるよう、協力を依頼しましょう。

場面 **17**　　なつきさんは、日勤開始直後からAさんのナースコール対応に追われ、他の患者さんのもとへ行くことができませんでした。思うように仕事が進まない焦りやいらだちで、Aさんへの対応は事務的になってしまいました。
　　Aさんのナースコールの合間に、ようやくBさんのもとへ行くことができま

した。個室で話を聴くと、Bさんは、がんに対する治療ができなくなってしまった悔しさ、家族のためにも治療をあきらめられないことを声を震わせながら話しました。

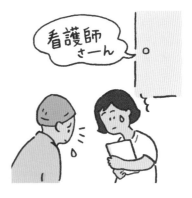

　すると、廊下からAさんの「看護師さーん、どこへ行ったの」という声が聞こえてきました。なつきさんは、その声が気になり、つい廊下のほうを見てしまいました。Bさんは、「どうぞ、私は大丈夫ですから、行ってあげてください」となつきさんを気づかいました。

　Aさんの声が聞こえなくなったので、なつきさんはBさんの話の続きを聴こうとしますが、Bさんはもう話しにくそうで、それ以上は話が聴けない雰囲気になってしまいました。なつきさんは「申し訳ありません。また来ます」とBさんの部屋を出ました。

なつきさんの振り返り

▶ どう考えて行動した？

　Bさんは入院したばかりなので、Bさんの状態や思いを知るために話を聴くことを優先させたほうがいいと思いました。

　しかし、他の看護師も午前中から忙しそうだったので、私がAさんの対応をしないと、ずっとナースコールを押し続けて、みんなに迷惑がかかってしまいます。私が担当看護師だからAさんのもとへ早く行かなくてはと思いました。それで、Bさんが思いを表出してくれている途中だったのに、Aさんの声に気をとられてBさんの話を中断し、部屋から出てしまいました。

▶ どうすればよかった？

　Bさんの部屋へ行くとき、すぐにAさんに呼ばれるだろうなという予想はしていたので、話を聴くタイミングではなかったかもしれません。また、私がAさんに対して、毎回その場限りの対応になってすぐに離れてしまっていたことも、Aさんが満足せずに落ち着かなくなってしまった原因の1つだったと思います。

　仕事が全然進んでいなかったので、「いまのうちにBさんの話を聴いておこう」と焦ってしまい、Aさんへの対応を怠ってしまいました。リーダーに、これからBさんの話を聴きに行くことを伝えて、Aさんの対応を依頼する必要があったと思います。私が落ち着かない様子だったことで、Bさんが話を続けづらくなり、嫌な思いをさせてしまいました。

患者Aさん、患者Bさんの状態・思い

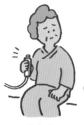

Aさん

状態

- 看護師が来るのが遅くなると、看護師を探して1人で歩き出し、他の部屋へ行ったり、離棟したりすることがある。
- ふらつきがあるため、転倒のリスクがある。

思い

寂しい、誰かそばにいてほしい。ナースコールを押して何かお願いごとをすれば看護師さんは私のところに来てくれる。もっとお話や散歩をしたいのに、看護師さんはすぐにいなくなってしまう。

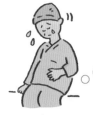

Bさん

状態

- 腹水貯留による症状を緩和する必要がある。
- 今後の治療方針について医師と相談したいという要望があるが、伝えられていない。

思い

腹水もたまっているから、おなかが張っているし、少し息も苦しいんだけれど、伝えられなかったな。がんの治療を続けたいことも先生に伝えてほしいし、看護師さんに私のことをもっとわかってほしい。家族には言えないつらさをもう少し聴いてもらいたかったけど、忙しそうだからしかたないよね……。

✎ 先輩からのフィードバック

　午前中にAさんの対応で、Bさんの話を落ち着いて聴くことができずに困ったと思います。Bさんと信頼関係を築くためにも、最後まで話が聴けたらよかったですね。

　そのためには、なつきさんの振り返りのとおり、リーダーに、「これからBさんに話を聴きに行きたいので、その間Aさんの対応をお願いします」と依頼をする必要がありました。

　担当の患者さんだからといって、1人で対応する必要はありません。 1人で抱え込むと気持ちに余裕がなくなって、ていねいな対応ができなくなり、ミスにつながる可能性もあります。まずはリーダーに、自分が頻繁なナースコールの患者対応で時間がとられ、困っていることを相談し、応援を求めることが大切です。

　また、患者さんの状態やナースコールを押す理由、状況によっては、多職種に協力を依頼するということも選択肢に入れていきましょう。

　Aさんは状態が落ち着いていたため、看護補助員にAさんの散歩やコミュニケーションを依頼することもできました。多職種も含めて対応し、Aさんがナースコールを押さなくても過ごせるようにしたらよかったですね。そうすることで、Aさんにとっても、Bさんにとっても、満足度が上がるかかわりになったのではないでしょうか。

Step Up

イライラや怒りは誰にでも起こる感情です。これらの感情とうまく付き合うために「**アンガーマネジメント**」という心理トレーニングがあります。

イライラを感じたら、

① 自分のイライラに点数をつけてみる

② ゆっくり数を数えてみる

③ 1つの物をじっと観察して意識をそらす

④ いったんその場を離れる

⑤ 白紙を想像するなどして思考を停止する

⑥ 自分が落ち着く言葉を心の中で唱える

⑦ ポジティブな元気づける言葉を唱える

という方法をまず試してみましょう。

そしてイライラや怒りの原因には、自分の価値観や内側にある「〜べき」「〜べきではない」という考え方が関係しているといわれています。

そのため、自分が思っていたとおりの反応が返ってこなかったときに怒りを感じやすくなります。自分と患者さんの価値観は違うことを前提に、「自分は患者さんにどうしてほしかったのかな」「患者さんはどうしたかったのかな」と感情と思考を整理してみましょう。

また、イライラは氷山の一角であり、その下にはたくさんのネガティブな感情が隠れているともいわれています。疲労やストレスも影響しているため、仕事以外の日常生活で、体調を整え気分転換やストレス発散することも必要です。

スタッフ同士で「つらかった」「大変だった」「がんばったね」「お疲れさま」と感情を出し合ったり、ねぎらい合ったりすることも大切です。

\ **Message** /

患者対応が重ならないよう、事前に調整・準備をしよう

ナースコールや患者対応が重なることはよくありますが、事前に重なることが予測できる場合は、重なったときにどう対応するか、そして重ならないようにするにはどうしたらいいかを考えることが大切です。

看護は1人ではなく、チームで行うものです。予定されているケアに関しては、事前に他の看護師や多職種と準備・調整を行いましょう。対応が重なった場合には、1人で悩まずにすぐに相談をすることが、患者さんによいケアを提供できることにつながります。

（村田千夏）

[参考文献]

光前麻由美：看護師のためのアンガーマネジメント―「怒り」の感情を上手にコントロールする技術―. 日本医療企画, 東京, 2018：22, 47-55, 56.

場面 18 呼吸困難が強く急変の可能性のある患者さんが、トイレへ行こうとしています。

key word ▶ 肺炎 ／ 心不全 ／ ベッド上排泄 ／ 多重業務

看護師 2 年目
はるかさん

> 夜勤で 12 人の患者さんを担当します。
> 夜勤スタッフは、後輩を含め 4 人です。
> A さんは、4 人部屋に入院している 80 歳代男性の患者さんです。
> 肺炎・心不全があり、労作時の呼吸困難がみられます。

●担当する患者さんの情報

- A さん、80 歳代、男性、肺炎と心不全で入院
- 長年自宅で 1 人暮らしをしており、自分のことは自分でやりたいという思いが強い
- 酸素マスクにより 5L/分で酸素投与中
- 2 台のシリンジポンプで、利尿薬と心不全治療薬を持続投与中
- 心電図モニター、SpO₂ モニターを装着中
- 膀胱留置カテーテルを留置
- 排便は 5 日間なし
- 今日から安静度が車椅子に変更となり、5 日ぶりの離床のため、日勤帯は看護師 3 人で車椅子移乗を介助した。その際に、筋力の低下と、一過性の呼吸困難がみられた

ここに困った

夜勤中のケアが重なる時間帯に、心不全で呼吸困難の症状がある A さんが、トイレへ行きたいと言いました。差し込み便器を準備しますと伝えたのですが、「トイレへ行く」と、立ち上がってしまいました。

✎ 先輩より ▶▶ 重なっているケアについては、急いでやるべきことなのかどうかを考えてみましょう。トイレへ行きたいと言っている患者さんの思いに寄り添った声かけをする必要があります。

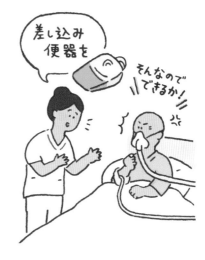

場面18　はるかさんが夕食のセッティングのため訪室すると、Aさんから、食事の前にトイレへ行かせてほしいと、便意の訴えがありました。はるかさんが、ベッド上で差し込み便器を使って排便することを提案すると、Aさんは「そんなので便ができるか。トイレへ行かせろ」と納得しません。

　はるかさんは、トイレに移動することで呼吸困難が強くなってしまうことを説明しましたが、Aさんは「死んでもいいから、トイレへ行かせてくれ。昼間は車椅子に乗れたんだ」と語気を強め、表情が険しくなりました。

　それでもはるかさんは、「ベッドで排便ができる準備をしますのでお待ちくださいね」とAさんの了承を得ずに部屋から出て、差し込み便器を取りに走りました。

　はるかさんが部屋に戻ると、Aさんは、1人でベッドサイドに立っており、酸素マスクは外れ、点滴のルートが引っ張られていました。はるかさんは急いでナースコールを押し、応援を呼びました。

　はるかさんは、応援に来てくれた先輩と一緒に、Aさんの呼吸が落ち着いてバイタルサインに大きな逸脱がないことを確認してから、車椅子でトイレに連れて行きました。

　Aさんは「迷惑かけて申し訳なかった。トイレへ連れて行ってくれてありがとう」と言いました。

 ## はるかさんの振り返り

▶ どう考えて行動した？

　Aさんが労作時に呼吸困難があるという情報をもとに、移動には心負荷がかかり急変につながることを考慮し、差し込み便器を提案しました。

　同時に、ちょうど夕食の時間帯で業務が重なっていることも気になっていました。他の患者さんのバイタルサイン測定や抗菌薬の点滴の準備が迫っていましたし、そのあと、口腔ケアや、配薬にも回る必要があります。他のスタッフも、食事介助や経管栄養の投与などで忙しそうにしていました。

　そこで、差し込み便器であれば、移乗による時間やトイレでAさんのそばに付き添う時間が短縮され、身体的苦痛も少ないと考えました。病棟でも、差し込み便器は、患者さんがよく利用している排泄方法の1つです。呼吸困難の症状もあるため、Aさんのような状態の患者さんは差し込み便器で排泄するのが普通だと考えていました。

場面別

① スケジュールの再調整

② 他のスタッフへの協力依頼

③ 多重業務の優先順位

▶ どうすればよかった?

　自立心もあり、差し込み便器を使ったことのないAさんにとって、4人部屋でのベッド上の排便は抵抗があったと思います。

　業務が重なった時間帯だったので、Aさんをトイレへ移動させて付き添っている時間はないと思ってしまいましたが、いま振り返ると、他の患者さんは状態が落ち着いていたし、夕食後の配薬も急ぐ必要はありませんでした。他の看護師も忙しいだろうと思ってしまい、相談できなかったことも反省しています。

　それでも、トイレ移動は症状の悪化や状態変化につながるのではないかと不安でした。

患者Aさんの状態・思い

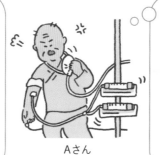

状態

- 心不全のため、トイレへの移動で呼吸困難が生じる。
- 5日間排便がなかったため、怒責により心負荷がかかり、急変するリスクがある。
- 日勤帯に5日ぶりに看護師3人で車椅子への移動を行ったが、筋力低下、一過性の呼吸困難がみられた。

Aさん

思い

動くと多少呼吸は苦しいけど、ベッドの上で排便なんてしたことがない。今日医者から車椅子に乗っていいと言われたのに、なぜだめなんだ。他の患者が食事をしているときに同じ部屋で排便なんて考えられない。看護師が連れて行かないというなら、自分でトイレへ行こう。

✎ 先輩からのフィードバック

　Aさんが無事にトイレへ行けてよかったですね。はるかさん自身で気づけていることも多いですが、一緒に振り返ってみましょう。ポイントは、以下の3点です。

　まず、**Aさんはどのような思いでトイレ移動を希望しているのか**、考える必要がありました。

　ベッド上排泄の必要性を説明するだけではなく、Aさんがどのような思いで「トイレへ行きたい」と言っているのか、話を聴いたうえで、気持ちに寄り添った声かけをすることも大切です。

　次に、**他の患者さんの配薬やバイタルサイン測定は、「順番に伺うのでお待ちください」と伝えて待ってもらう**ことができたと思います。「業務が重なっている」と感じるときは、本当にいま急いでやらないといけない業務なのか、落ち着いて考えてみましょう。

　そして、**Aさんの排便コントロール**も必要でした。便秘が続いていたとのことなので、昼間に排便ができるよう調整し、夜間にトイレ移動を行わなくてもよいように、チームで対策していくことも大切です。

看護師の日常は、
患者さんにとっての非日常であることを忘れずに

　医療の現場では、カーテン1枚を隔てて、他の患者さんの隣で清潔ケアや排泄ケアを行うことや、プライベートな質問をするなど、一般的な社会や家庭生活では考えられないような場面が多くあります。しかし、看護師としてそうした環境に長くいると、非日常であるという感覚が薄らいでしまいます。

　そんな状況で、患者さんは、「自分の気持ちをもっとわかってもらいたい」と思っています。自分が患者さんだったら、あるいは、患者さんが自分の家族だったら、と想像し、「患者さんにとっては、日常ではない」という感覚を取り戻して、一方的な声かけにならないようにする必要があります。

Step Up

　看護においては、患者さんが望みを表明すると、それが悲惨な結果を招く可能性があっても尊重しなければいけないと考える、「自律優先主義」がみられることがある[1]といわれています。

　生命倫理においては、「自律尊重の原則」があります。**患者さん自身の価値観や信念に基づいて自分自身の行動を決定し、その自由を保障する**ということです。

　しかし、例えば患者さんが手術後に「痛いし疲れているからリハビリしたくない」と術後のリハビリテーションを拒否したり、「寒いから身体を拭くのは結構です」と何日も清拭を拒んだり、誤嚥のリスクがある状態で「食べたいものを食べたい」と言う場合に、患者さんの意思だけを尊重してしまうと、よくない結果になってしまうことは容易に想像がつくと思います。

　そのため、患者さんに十分に説明を行い、患者さんがその内容を十分に理解し、納得したうえで、「自律的な決定」ができるよう支援することが大切です。

　たとえ、患者さんから要望があったとしても、それによって状態変化が起きることや、苦痛が増強してしまうことは、避ける必要があります。**患者さんの発言だけにとらわれず、患者さんの状態も考慮したケア**を提供しましょう。

（村田千夏）

[引用文献]
1) 小西恵美子編：看護倫理―よい看護・よい看護師の道しるべ―改訂第3版. 南江堂, 東京, 2021：39.

「 場面別 こんなとき、どう考えたらいいですか?」のまとめ

「私もこんな場面で困った!」と感じた場面はあったでしょうか。

p.101 に「振り返り学習シート」を掲載しましたので、ぜひ、あなたが困った場面についても振り返ってみましょう。先輩にフィードバックをもらうのがおすすめです。

最後に、「先輩からのメッセージ」をまとめますので、業務中に困ったり、迷ったりしたときに、思い出してください。

\ **Message** /

☐ 看護は1人で行わず、仲間と一緒に組み立てよう ≫ p.23

☐ 待っている患者さんの、心の声に耳を傾けよう ≫ p.31

☐ 患者さんの安全は、情報共有から ≫ p.35

☐ 時間の見積もりは、できるだけ具体的に伝えよう ≫ p.39

☐ 患者さんの状態だけでなく、自分の状況も含めて正確に報連相しよう ≫ p.43

☐ 患者さんの病態や治療に影響のあることは、躊躇せず先輩に相談しよう
≫ p.47

☐ 慣れない業務は、フォローの先輩だけでなく、スタッフ全員と情報を共有しておこう ≫ p.51

☐ 夜勤では、スタッフ同士で院内 PHS の番号などを確認しておこう ≫ p.55

☐ 少しでも心配なときは、無理をしない勇気をもとう ≫ p.58

☐ 患者さんの尊厳に配慮し、最善の排泄ケアをめざそう ≫ p.63

☐ 看護計画を活用し、トイレにはいつも同じ時間に誘導できるようにしよう
≫ p.68

☐ タイムリーな報告で、患者さんの苦痛や不安を軽減しよう ≫ p.72

☐ 仕事に追われていても、患者中心性を忘れずに ≫ p.77

☐ 患者対応が重ならないよう、事前に調整・準備をしよう ≫ p.81

☐ 看護師の日常は、患者さんにとっての非日常であることを忘れずに ≫ p.85

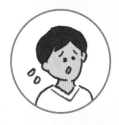

おわりに

先輩にお願いです。

ケアの優先順位の考え方、報連相の大切さは学んだけれど、
現場では、どうしてもうまくいかない……。
実際には、そんなことも多いと思います。
ここでは、後輩のみなさんの本音を先輩に伝えて、アドバイスを
お願いしてみましょう。

① できていないことを指摘するだけでなく、
根拠も教えてください。
できていることも教えてもらえるとうれしいです。

② 先輩が忙しそうで、話しかけにくいです。
報告するタイミングをつくってもらえませんか。

③ **強い言いかたをする先輩**が苦手で
話しかけられません。どうしたらよいでしょうか。

④ **部署によって方法が違う**ときは、
どうしたらよいでしょうか。

① できていないことを指摘するだけでなく、根拠も教えてください。できていることも教えてもらえるとうれしいです。

先輩

> 1年目のころは、すべて教えてもらうことができたかもしれませんが、経験を重ねていくと、わからないことは自分から確認することが求められます。
> 勇気を出して、自分の考えを伝えてみましょう。

「自分なりに努力したつもりなのに、またできていないと言われてしまった……」

もうすぐ看護師3年目になる、なつきさんがつぶやきました。いったい、何があったのでしょうか。場面をみてみましょう。

重症心不全のAさんを担当した場面

なつきさんは、いままで担当したことのない重症な心不全の患者Aさんを担当しました。Aさんは、カテコラミンが2剤（ドパミン、ノルアドレナリン）投与され、体位変換の際に血圧変動がみられるなど、循環動態の変動に注意が必要な患者さんです。他には、高齢でADLは全介助を要するBさん、10時に退院予定のCさんの3名を担当していました。

朝のミーティングでは、リーダーから、「9時のAさんの観察のときにカテコラミンの残量を確認し、交換時間を必ず確認しておくようにね。何かあったらすぐに相談してね」と話がありました。なつきさんは、「はい、そうですね。カテコラミンの管理は注意していきます」と答えました。

9時になり、なつきさんはAさんのドパミン、ノルアドレナリンの残量を確認すると、薬剤の準備、交換はCさんの退院の説明後でも間に合う、と判断しました。

しかし、Cさんの対応に考えていた以上に時間を要し、2剤とも輸液ポンプの残量アラームが鳴ってからの薬剤作成となってしまいました。

Cさんの対応に時間を要した理由は、Cさんから「退院後の生活に対して悩みがあったが、誰にも相談できなかった」ことを打ち明けられたからでした。普段と異なるCさんの様子に気づいたなつきさんは、Cさんの話を聞き、その対処をしているうちにAさんの薬剤交換の時間となってしまったのです。

カテコラミンの交換が薬剤終了間際となってしまったことで、危うくAさんの血圧変動

を招くところでした。そして、なつきさんはリーダーから、Aさんの薬剤を時間どおり準備
できなかったこと、ひいては、Aさんの状況とケアの優先順位を考えられていないことを指
摘されたのでした。

　この場面について、なつきさんはどのように思っていたのかをみてみましょう。

●なつきさんの思い

　　ミーティングでも、リーダーからカテコラミンの交換時間
を確認するように言われていたのに、ちゃんとできなかった
自分が悔しいです。どうして気づけなかったのでしょう
……。Cさんの対応ができたことをほめてもらえると思った
のに。
　　自分の知識がないことが原因でしたが、リーダーがきちん
と理由を説明してくれれば、薬剤の準備は後回しにしなかっ
たと思います。他の人に薬剤の交換を依頼することもできた
と思います。

それでは、朝のミーティングのとき、リーダーはどのように考えていたのでしょうか。

●リーダーの考え

　　なつきさんには重要事項として「カテコラミンの交換時間
を必ず確認しておくように」と伝えました。
　　複数のカテコラミンに依存している患者さんの循環動態が
変動する危険を回避するため、薬剤を切らさないようにする
必要があるからです。
　　薬剤の血中濃度を維持するため、薬剤の準備は優先順位の
高い行為であり、時間に余裕をもって薬剤を準備してほしい
と考えました。

　朝のミーティングで、なつきさんはリーダーの言葉に対し、「はい、そうですね。カテコ
ラミンの管理は注意していきます」と答えていました。しかし、カテコラミンが患者さんの
血行動態を維持する薬剤だということと、薬剤交換時に血中濃度が変動するリスクについて、
きちんと理解していたのでしょうか？

　このような場合は、自分が患者さんの状態をどのようにとらえ、どうやって管理しようと
しているか、自分の考えを口に出して、自分の行動を先輩やリーダーに確認してもらう必要
があります。

わからないこと、困ったことは、自分から先輩に相談しよう

　1年目であれば、すべて教えてもらうことができたかもしれませんが、経験を重ねていくと、患者さんに必要な看護を提供するために、**わからないことは自分で確認することが求められます**。

　知識は自己学習で得ることができますが、日々状況が変わる現場での優先順位のつけかたや判断は、同じ状況を共有している看護師でなければわかりません。勇気を出して自分の考えを伝えてみてください。先輩の状況のとらえかたや考えかたを知ることにつながり、自分の考えを広げることができます。

　また、この場面では、なつきさんは誰にも相談をしていませんでした。はじめて任された重症患者の管理を「自分1人で行わなければならない」と気負っていたのかもしれません。その思いから、「ギリギリでも、自分でできる」と判断してしまったと思われます。患者さんの安全を第一に考えれば、危険な判断です。**困ったことや問題が起きたときは、自分1人で解決しようとせず、できるだけ早く先輩に報連相（報告・連絡・相談）が必要です**。

先輩のみなさんへ

- 後輩に指示をするときは、根拠や目的も説明しましょう。この場面では、リーダーの説明も不足していました。なつきさんが物事をどのように認識しているか確認し、理解が不足している場合には、根拠や目的を指導することで、なつきさんも安心して患者さんを担当することができ、患者さんの安全を守ることにつながったと考えられます。

- 後輩のできていることを認め、ポジティブフィードバックを行うことも大切です。この場面では、なつきさんがAさんの薬剤準備をできなかったのはCさんに対応していたからでした。Cさんの悩みに気づき問題解決につなげられた、という点は実践できたこととして伝えるとよかったでしょう。

（黒瀬聡子）

ポジティブフィードバックについては、
p.94、95の「アサーティブなコミュニケーション」
も参考にしてください。

先輩が忙しそうで、話しかけにくいです。
報告するタイミングを
つくってもらえませんか。

患者さんの安全・安楽を一番に考え、先輩に声をかけてください。
先輩たちも、報告のタイミングや、声をかけやすい雰囲気・関係性
をつくるよう意識していきます。

先輩

　経験の浅い後輩たちは、ケアの優先順位に迷う場面にまだまだ直面するようです。そのときには一度冷静になって考えてみたり、情報収集用紙を見直して、タイムスケジュールを組み直してみたり、対処方法を考えて試みています。

　また、先輩やリーダーに報告・相談することで安全・安楽に患者さんへのケアが遂行できるという、報告・相談の必要性や重要性も理解しています。

　それでも、先輩やリーダーに声をかけることやタイミングを躊躇し、反省することがたびたびあるのです。

　後輩たちの会話をのぞいてみましょう。

先輩やリーダーって、いつも忙しそうで話しかけにくいよね。
報告するタイミングをつくってもらえたり、先輩から声をかけてもらえたりするといいなって思わない？

後輩
Aさん

困っていると察してくれる先輩もいてありがたいけれど、みんな忙しそうだよね。あとになってから、気にせず言ってくれればよかったって言われても、そのときに話しかけられない雰囲気なんだもの。無理だよね。

後輩
Bさん

優先順位とか混乱しているときは、何が何だかわからなくなっているから整理できないし、いつもできる報告も焦ってできなくなるよね。

後輩
Cさん

では、先輩やリーダーは、後輩が優先順位に困ったときの自分たちの対応についてどう思っているのでしょうか。

後輩も私たちも、時間の切迫や業務過多で疲弊していることがあるけど、優先順位がわからなければ、何に迷っているのか、相談してほしいよね。
優先順位がつけられなくて多重業務に困ってしまったら、遠慮せずに助けを求めてほしいな。

先輩

リーダー

リーダーとして、多重業務で優先順位がつけられないスタッフが出ないように、業務遂行状況を観察して業務調整をしてあげたいけれど、うまくできていないかも。

先輩やリーダーたちも、このように後輩のことを気にかけていますが、自分自身の業務が忙しくなると、自分から声をかけられないことがあります。それでも、みなさんがよいケアを提供できるような支援や、みなさんの成長につながるアドバイスができるようにと考えています。

一番重要なのは、患者さんのことです。互いに遠慮せず声をかけるためには、互いの状況を理解したうえで、勇気を出すことも必要です。

先輩は、後輩から声をかけにくいことを理解し、後輩は、先輩が「積極的に声をかけてほしい」と思っていることも理解しましょう。

先輩のみなさんへ

- 後輩のみなさんに、先輩たちがいつも気にかけているということを伝えてください。
- できれば、日ごろより先輩のほうから意識的に話しかける、後輩から声をかけられたときは手を止めて話を聞くなど、声をかけやすい状況を少しでもつくれると、後輩のみなさんも声をかけられるようになっていきます。

（波木井恵子）

3

強い言いかたをする先輩が苦手で話しかけられません。どうしたらよいでしょうか。

先輩

> 先輩も業務に追われており、後輩への指導の際に、つい余裕のない言いかたになってしまうことがあるかもしれません。
> 一緒にコミュニケーションがとりやすい環境をつくっていきましょう。

　看護師は対人援助職であり、職業柄緊張感のある仕事です。特に、経験の浅い後輩たちは、強い緊張感をもっていることが多いため、先輩に相談するときに"機嫌をうかがっている"ように感じ、ストレスになっていることも多いようです。

　そのため、先輩にケアの優先順位の報告、相談をしたくても、先輩の状況、表情、言動などから躊躇してしまう場面やストレスに感じてしまう場面は日常的にあります。

　後輩のみなさんの会話を聞いてみましょう。

後輩
Aさん

> 強い言いかたをされると指導の内容が頭に入ってこないよね。そのあとも、話しかけづらいなって思って、つい、報告や相談ができなくなっちゃう。どうしたらいいんだろう。

> 先輩たちも私たちと同じ状況を経験しているよね。
> 私たちのこと、どう思ってくれているのだろう？

後輩
Bさん

　それでは、先輩は、後輩への指導・フォローにあたり、自分たちの対応についてどう思っているのでしょうか？

先輩

業務に追われて余裕がないだけで機嫌が悪いわけではないよね。でも、つい口調が強くなっているのかもしれない。

後輩のみんなにとっても、苦手な先輩が一緒の勤務だと、萎縮してしまって安心して仕事ができないと思うから、忙しくてもていねいに対応しようと心がけているよ。

リーダー

先輩

報連相がきちんとできるかは、個々の能力だけでなく、日ごろの人間関係や職場環境の影響も受けているよね。経験や役割、年齢を問わずアサーティブなコミュニケーションが成り立つ職場環境をつくることが必要なんじゃないかな。

　先輩も業務に追われ、焦りや余裕のなさを感じていますが、自分自身の言動に気を配るだけでなく、職場環境の改善も考えているようです。

お互いに相談しやすい環境をつくろう

　後輩が先輩の顔色をうかがって仕事をしている状況や、報連相（報告・連絡・相談）しにくい状況は、インシデントなど、患者さんの安全が脅かされることにもつながります。そのため、後輩が声をかけやすく、相談しやすい環境をつくることが重要です。

　後輩も先輩も、自分自身や相手の「できないこと」にばかり目を向けてしまいがちです。しかし、**できていることに目を向け、先輩からほめる声かけができると、互いにモチベーションがアップします。**アサーティブなコミュニケーションについて学んでみましょう。

　また、後輩が自ら積極的に職場環境を改善することは難しいので、まずは師長など上司に働きやすさについて相談し、自分たちにできることを行っていきましょう。

　そして、後輩のみなさんは、**先輩の機嫌を気にしすぎないでください。**余裕がないだけの場合がほとんどです。また、先輩たちも、報連相しやすい職場環境にしていきたいと思っています。

　後輩のみなさんも職場スタッフの一員として、一緒にアサーティブなコミュニケーションが図れる職場環境にしていきましょう。

●アサーティブなコミュニケーションとは

　私たち看護師の仕事において、コミュニケーションは、患者さん・家族とはもちろんのこと、一緒に働く仲間とともに、安全で、よりよいケアを効果的・効率的に行うためにも重要なことです。

　そのため、後輩のみなさんにも、先輩と良好なコミュニケーションを図るためのコミュニケーション技術が必要です。

　コミュニケーションの基本である自己表現のスタイルは、以下の3つのスタイルに分けられるとされています。

①ノンアサーティブ（非主張型）：
　　自分の意見をうまく主張できない
②アサーティブ（主張型）：
　　自分の意見を主張するだけでなく相手の反応を受けとめる

③アグレッシブ（攻撃型）：
　　自分の意見を主張して言いっ放しにしたり相手を言い負かしたりする

　後輩は、自信のなさや「断ってはいけない」「意見を言ってはいけない」などと思ってしまうことから、"ノンアサーティブ"になりやすいといえます。一方先輩は、忙しさや余裕のなさから"アグレッシブ"になりやすい傾向にあるかもしれません。

　そこで、後輩と先輩が、自分も相手も尊重した、アサーティブなコミュニケーションをとれたなら、よりよいケアの提供につながるはずです。

先輩のみなさんへ

- できるだけ感情的にならず、自分たちも後輩と同じ状況のころがあったという事実を忘れずにいてください。
- 忙しいときには、後輩から声をかけにくい雰囲気になってしまうかもしれません。しかし、忙しいときほど落ち着いた態度で接するように心がけると、後輩も声をかけやすくなります。

（波木井恵子）

[参考文献]
1）平木典子：アサーション入門―自分も相手も大切にする自己表現法―，講談社，東京，2012.
2）中島俊：こころが動く医療コミュニケーション［第13回］自分の素直な気持ちや考えを適切な方法で伝えよう．週刊医学界新聞，第3445号(通常号)，2021.

4

部署によって方法が違うときは、どうしたらよいでしょうか。

先輩

部署によって方法が異なる業務もあります。
その部署の方法を知り、なぜそのような方法にしているのかを確認しましょう。

外科病棟から混合病棟に異動した看護師3年目のあきさんが、方法の異なる業務にとまどった経験について見てみましょう。

 ## ダブルチェックの方法が異なりとまどった場面

あきさんは3年目になり、外科病棟から混合病棟に異動して2か月が経ちました。1年目の後輩を指導する場面も増えてきました。あきさんは1年目のころ、医療安全でダブルチェックの重要性を教えられて、ダブルチェックをしたおかげでミスを発見できて誤投与を免れた経験もあるので、自分もそのことをきちんと後輩に伝えようと思っています。

あきさんはある日、1年目の後輩に指導しながら、先輩に「点滴のダブルチェックをお願いします」と依頼しました。先輩は、「はぁ～い、すぐ行くね」と、言いました。

あきさんは後輩とその場を離れて、担当患者さんの清拭に行きました。するとAさんに呼び戻されて、「ダブルチェックをお願いしているにもかかわらず、私が来るのを待たずに、何しているの？」と強い口調で言われました。

異動前の外科病棟では、点滴のダブルチェックについて、自分が指示内容と薬剤点滴をチェックしたあとに、他の人が、同じようにチェックをしてサインをしていました。

あきさんは、「この部署では、やりかたが違うのでしょうか。また、その場合は、なぜその方法をとり入れているのか理由も教えてほしいです」と思いました。

それでは、部署の先輩はどのように考えているのでしょうか。理由も合わせて聞いてみましょう。

● **先輩より**

ダブルチェックをするときは、必ず2人の目で確かめるのが原則なので、一緒にいるようにしてください。当部署では、1人が電子カルテで指示内容を確認し、同時に、もう1人がその内容に基づいて点滴・薬品名を確認するダブルチェックの方法を取り入れています。

　　　理由は？

● 薬剤の6R(p.76)を2人で同時に確認することで、所要時間も短縮され、投与時間前に確認できます。時間を置いてもう1人が確認する方法では、投与時間が過ぎてしまうことがあるため、この方法にしています。
● 当病棟は混合病棟で、さまざまな診療科の患者さんが入院しています。また、新人も多いので、6Rの投与目的がわからないまま投与しないために、必ず2人で同時にダブルチェックをして、投与目的の確認を強化しています。

ダブルチェックの目的と方法を知っておこう

ダブルチェックには、病院や部署によってさまざまな方法があります。

> 例 2人で同時にチェックするダブルチェック
> 　1人の人が時間をおいて再度チェックをするダブルチェック
> 　3人で確認するトリプルチェック

また、点滴のダブルチェックと、内服薬のダブルチェックの方法が違うこともあります。

一方、ダブルチェックやトリプルチェックには責任が分散する恐れもあり、安易にサインだけしている場合や、「先輩がチェックしているから大丈夫」と思い込んでいる場合などには、誤投与につながる危険があります。そのため、1人で責任をもって投与するシングルチェックを行う病院や部署もあります。

ダブルチェックはエラーの発見を目的としていることを前提に、どの方法が適しているのかを、それぞれの病院や部署で検討しています。その部署の方法を知り、なぜそのようにしているかを確認してください。そうすることで、患者さんに安心・安全な薬剤投与ができます。

今回は、ダブルチェックの方法を一例にしましたが、他にも部署特有のルールなどがあります。後輩のみなさんは、先輩から指導を受けるときには、なぜそのような方法をしているのか質問してみましょう。

先輩のみなさんへ

● 1年目の看護師や他の病院や部署から異動してきた人には、方法だけでなく、なぜそうしているのか根拠や理由も伝えましょう。

（福地本晴美）

後輩＋先輩188人に聞いた
「優先順位に困ったとき」

　本書は、昭和大学の附属6病院で、さまざまな部門の後輩看護師・先輩看護師にアンケートをとった内容をもとにして編集・執筆しました。

　最後に、アンケート結果から、後輩・先輩のリアルな声を抜粋して掲載します。

後輩（5年目以下の看護師）**に聞きました。**

Q ケアの優先順位に困った場面で、どんな対処をしましたか？

- 新人のとき、3つくらいのことが重なり、1人でやろうとしてパニックになった。リーダーが助けに来てくれたが、自分から相談できていればよかった。

- 複数のことが重なったときが、一番困った。そのときは1人で抱え込むのではなく、周囲に相談し、援助してもらってうまくいくことができた。ある程度、予想されるできごとは、同じ時間帯に集中しないように分散すればよかった。

- リーダーや先輩看護師に相談する。1人で悩まない。

- 忙しいなかでも先輩看護師に声をかけて、時間をつくってもらい、一緒にケアに入ってもらった。退院や入院などの業務に入る前には一度声をかけておけば、早めにケアに入ることができたのかなあと思った。

- おむつ内に排泄があったAさんのおむつ交換と、ナースコールが多く待ってもらうことが難しいBさんの清潔ケアがかぶった場面で、優先順位に迷った。Aさんは排泄物が長時間皮膚に接することで皮膚トラブル発生のリスクがあったが、Bさんには大きなリスクはないと考えた。そこでBさんには、テレビの番組を使って所要時間を説明して、Aさんのおむつ交換から先に行った。

- 近くに先輩がいない場合は、あとで先輩に状況と自分の考えと行動を伝えて、判断が正しかったのか助言してもらう。アセスメントの視点や選択肢が増え、先輩からポジティブなフィードバックをもらえたときは自信になるため、次に似た状況になっても大丈夫と思える。

- ナースコールが鳴りやまないときに、体位変換と、陰部洗浄までやるかどうか迷った。他の人に声をかけてナースコールをとってもらうよう依頼し、陰部洗浄まで行うことができた。

いま現場で困っている後輩のみなさんも、先輩として後輩を指導するみなさんも、お互いを理解し助け合って、一緒によいケアをめざしていきましょう。
そして、これから先輩になるみなさんも、後輩だったころの気持ちを忘れずにいてください。

- 自分が対応しきれない問題や多重業務を抱えた際にはリーダーにすぐに相談する。リーダー看護師が忙しそうなときや声をかけにくい状況であれば、周囲のメンバーに「手を貸してください」と依頼する。

- 医師からの介助や薬剤投与などの指示が重なったときは、緊急度にもよるが「待ってください」と言うか、「それは先生1人でできますか？ 私は〇〇をしたいです」と伝えるようにした。

- 「判断に迷っているときこそ、まわりがみえなくなってしまう傾向にある」と指摘をされてから、まわりに早めに相談をするようにした。判断に迷った時点でまわりに人がいないときは、一度冷静になって考えてから、先輩に相談をした。結果的に指示をもらい、まわりと協力して業務を遂行することができた。

- 1年目や2年目では先輩に依頼することが難しいと感じていたが、受け持ち患者さんは自分だけがみているだけではないと認識して、先輩に状況を説明し、依頼することができるようになってから、多重業務のなかでも、タイムリーに患者さんの訴えに対応できるようになった。

先輩（主査やチームリーダー、係長）**に聞きました。**

Q 後輩に、優先順位を判断するときや、報告・相談するときに意識してほしいことを教えてください。

- 遠慮せず話しかけてほしい。患者さんを大切にしてほしい。倫理観を常にもってほしい。

- 報告・相談は内容が不足することもあるが、不足していても、追加して行動し報告できれば大丈夫。

- 自分の考えも併せて伝えるようにしてほしい。そうしないと、いつまでも相談した相手が対応策を考えることになり、成長につながらないし、記憶にも残りにくいと思うので。

- 主語・述語を正確に使い、誰に話してもわかるように報告してほしい。

- まず、何の報告なのかを伝えてから、本題に入ってほしい。最後まで聞いても、何が言いたかったのかわかりにくいこともある。

- 緊急度を伝えてから報告してほしい。わからないことがある場合や判断がつかない場合は、そのことを素直に伝えてほしい。

- 生命にかかわることや、安全にかかわることを第一に考えてほしい。優先順位がわからないときは、すぐに相談すること。そのときは、先輩がどういうアセスメントで順位をつけたかを聞くとよい。また、優先順位を下げた患者さんへのフォローも忘れないでほしい。

- 自分1人で多重業務をこなすのではなく、どこに自分が入り、どこを他の人に依頼するかを考えてほしい。

- 相談は、最初から答えを求めず、正解・不正解は別として、自分なりに考えたことや調べたことは伝えてほしい。わからないことを聞くだけでなく、自分の考えたアセスメントやプランが正しいのかどうかなどの確認の相談もしてほしい。

- 排泄欲求のナースコールは、待たせない。待たせてしまうことで転倒・転落につながる。自分自身に置き換えて、排泄を待たされる苦痛を意識してほしい。待たせてしまう可能性があるときは、他のスタッフへ依頼することも必要。

- 患者さんよりも医師や先輩に気を使い、患者対応やケアを中断したり優先順位を決めたりしているケースをときどき見かける。「先輩に言われたから」ではなく、患者さんの安全を優先して優先順位を考える習慣をつけてほしい。

- 「先輩だったらどう考えますか？」と、経験値だけでなく、たくさん情報を仕入れて、判断基準や行動などの視野を広げてほしい。

- 優先度の高い低いにかかわらず、患者さんの立場や気持ちを考えて行動・対応してほしい。

- 業務や指示に追われ過ぎて、看護の視点を忘れないでほしい。患者さんの一番近くで、患者さんの思いを知っている理解者としてベッドサイドにいてほしい。

場面別 振り返り学習シート

本書のp.20〜を参考に、あなた自身が"困った場面"について振り返りながら、シートに記入してみましょう。
先輩にフィードバックをもらうことで、チームでよりよいケアを行うことにもつながります。

氏名：_____

▼ 場面（ここに困った）

▼ 振り返り

どう考えて行動した?

どうすればよかった?

▼ 担当患者さんの情報、スケジュール

▼ 患者さんの状態・思い

状態　　　　　　　　　　思い

▼ 先輩のフィードバック

先輩、ケアの優先順位って
どう考えますか？

2023年5月1日　第1版第1刷発行

編　著　昭和大学附属病院看護部

発行者　有賀　洋文

発行所　株式会社 照林社
　　　　〒112-0002
　　　　東京都文京区小石川2丁目3-23
　　　　電話　03-3815-4921（編集）
　　　　　　　03-5689-7377（営業）
　　　　https://www.shorinsha.co.jp/

印刷所　共同印刷株式会社

検印省略（定価はカバーに表示してあります）
ISBN978-4-7965-2587-9